XIGUANJIE
SHANGBING FANGZHI
YU KANGFU

膝关节

伤病防治与康复

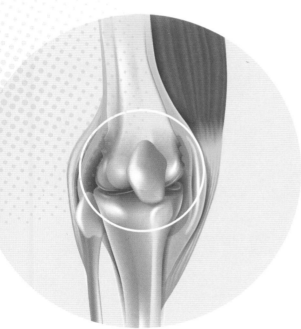

主　编　吴连国

副主编　张兵兵　崔龙慷

ZHEJIANG UNIVERSITY PRESS
浙江大学出版社
·杭州·

图书在版编目（CIP）数据

膝关节伤病防治与康复 / 吴连国主编. — 杭州：
浙江大学出版社，2023.7
ISBN 978-7-308-23960-8

Ⅰ．①膝… Ⅱ．①吴… Ⅲ．①膝关节－关节疾病－防
治②膝关节－关节疾病－康复 Ⅳ．①R684

中国国家版本馆CIP数据核字(2023)第111524号

膝关节伤病防治与康复

XIGUANJIE SHANGBING FANGZHI YU KANGFU

吴连国　主编

张兵兵　崔龙慷　副主编

策划编辑	阮海潮
责任编辑	阮海潮
责任校对	王元新
封面设计	林智广告
出版发行	浙江大学出版社
	（杭州市天目山路148号　　邮政编码　310007）
	（网址：http://www.zjupress.com）
排　　版	杭州林智广告有限公司
印　　刷	杭州捷派印务有限公司
开　　本	880mm×1230mm　1/32
印　　张	3.875
字　　数	80千
版 印 次	2023年7月第1版　2023年7月第1次印刷
书　　号	ISBN 978-7-308-23960-8
定　　价	35.00元

膝关节伤病防治与康复

编委会

主　　编　吴连国

副 主 编　张兵兵　崔龙慷

编　　委　（以姓氏笔画为序）

韦　冰　叶晓昂　朱朝劲　华万成

刘应泉　严　铮　李亚南　李伦莘

沈　喆　沈高波　姜丁铭　徐匡英

鲍正生

学术秘书　严　铮

主编简介

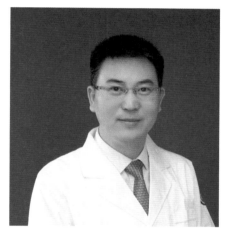

吴连国，医学博士，现任浙江中医药大学附属第二医院骨科主任医师、教授、博士生导师、博士后合作导师。浙江省高校中青年学科（骨科）带头人，浙江省卫生高层次创新人才培养对象，浙江省"十三五"中医药重点专科（外科－运动创伤科）学科带头人，国家中医临床研究基地支撑学科（中西医结合骨关节病防治学）带头人，浙江省新世纪"151"人才，浙江省首届医坛新秀，浙江省省级课程思政教学项目示范基层教学组织（中西医结合骨伤科学教学团队）负责人。

2018 年在哈佛大学医学院附属麻省总医院、Beth Israel Deaconess Medical Center 骨科中心和运动医学中心临床研修，专修关节外科和运动医学。国家卫生健康委员会"十四五"规划教材《运动医学》副主编。

　　长期从事关节外科与运动损伤临床、教学和科研工作，擅长关节疾病及其运动损伤的微创治疗。擅长：人工关节置换术治疗关节伤病（包括骨关节炎、类风湿关节炎、股骨头坏死、髋关节发育不良和强直性脊柱炎等）及关节翻修术；单髁置换术和胫骨高位截骨术等保膝治疗膝骨关节炎；关节镜技术治疗关节运动损伤；中西医结合治疗骨质疏松症和骨质疏松性骨折。

随着人类的不断进化，上肢因直立而解放，从而能够进行一些复杂而精细的运动，下肢承载着人体的重量，主要承担行走功能，而日常生活中的绝大部分活动都需要依靠下肢的行走来实现。膝关节作为下肢运动最重要的关节，其伤病的发生，将极大地影响人们的工作与生活。大多数膝关节伤病都与年龄密切相关，随着年龄的增长，膝关节患病风险将逐步提高。我国于 2022 年进入深度老龄化社会，老年人口占全国总人口的14%，其中有 80% 的老年人患有膝关节相关疾病，加之不良的生活方式和运动习惯，受膝关节伤病困扰的患者群体只会愈加庞大。

《黄帝内经·灵枢·逆顺》提出："上工治未病，不治已病，此之谓也。"膝关节疾病的病情进展通常比较漫长，因此膝关节疾病的预防和及时治疗非常重要。作为医疗工作者，我们团队始终坚持"上医治未病"的理念，致力于以科普的形式向公众进行健康宣教，用浅显易懂的语言帮助患者树立对待膝关节常见疾病的正确观念，争取做到对膝关节疾病的早认识、

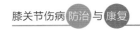

早筛查、早治疗、早康复。本书由本团队对社会人群以及门诊、病房中膝关节伤病患者日常所提出的常见问题进行汇总，并对其逐一解答，整理编写而成。我们将问题分为"日常保健""医院就诊""阶梯治疗"三部分，并查阅大量权威著作和前沿学术文献，邀请多位有着丰富临床经验的专家进行解答，只为做到科学而又通俗易懂地为百姓答疑解惑。为了进一步提高读者的阅读兴趣，我们绘制了生动的彩图，对问题进行更全面的阐释。

虽然膝关节伤病是我们奔向健康的拦路猛虎，但只要能够正确认识膝关节伤病并采取科学的防治措施，就能获得满意的康复效果。

若本书有不足与疏漏之处，还请各位读者和同道不吝批评指正。

主　编

2023 年 6 月 15 日

目　录

CONTENTS

二 医院就诊

三 阶梯治疗

日常保健

RICHANG BAOJIAN

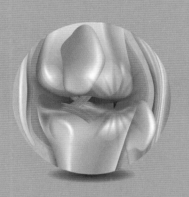

1. 膝关节主要由哪些结构组成，其主要作用有哪些?

答: 膝关节是我们人体中重要的负重关节，主要由骨性结构、韧带结构、软骨结构组成。骨性结构主要由股骨（大腿骨）、胫骨（小腿骨）和髌骨（膝盖骨）组成。这些骨的表面都有光滑的软骨覆盖，就像汽车轮胎保护着整个车轮一样保护着骨质。在活动过程中，膝关节主要进行滚动和滑动两种运动模式。膝关节周围肌肉组织较少，主要依靠复杂的韧带结构维持关节稳定，主要有限制膝关节内外侧活动的内外侧副韧带、限制前后活动的前后交叉韧带（因其前后交叉，类似于"十"字，故又称为十字韧带）。除了骨结构表面的软骨外，还有一个重要的结构半月板，是关节间隙里的衬垫，起到缓冲震荡和稳定关节的作用。剧烈的竞技运动经常会导致膝关节交叉韧带及半月板损伤。

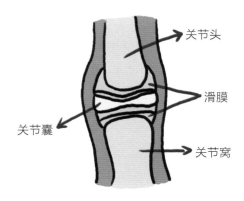

膝关节结构

✕— 2.膝关节痛的常见原因有哪些?

答: 通常引起膝关节痛的原因有以下几类:

（1）外伤。如摔跤、撞击、运动损伤可能会导致膝关节半月板、十字韧带损伤，出现膝关节痛。

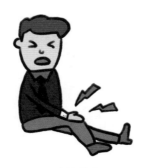

膝关节痛

（2）炎症反应。如痛风性关节炎、风湿性关节炎、创伤性关节炎等，当膝关节内部存在炎症时，会因为炎症的刺激反应出现膝关节痛。

（3）退行性病变。随着年龄的增加，膝关节容易出现退行性病变，如关节软骨变性剥脱、软骨下骨质吸收疏松、关节周围骨质增生、韧带松弛、力线不平衡等，进而出现膝关节痛。

（4）感染性疾病。急性化脓性关节炎及化脓性骨髓炎均伴随有膝关节的肿胀和剧烈疼痛。

（5）肿瘤。如果膝关节部位出现肿瘤生长，如骨软骨瘤，肿瘤会压迫周围组织，导致膝关节痛。当然，也有一些恶性肿瘤会引起膝关节剧烈疼痛。

3. 不同年龄阶段的膝关节疼痛，病因一样吗？

答：一般来说，不同年龄阶段膝关节疼痛的原因不尽相同。儿童膝盖疼痛，排除膝关节或腿部外伤以及受凉、劳累等一些情况，一般都属于生长痛。平时一定要注意孩子的营养摄入均衡，保证充足的睡眠，避免孩子经常熬夜，帮助孩子养成良好的饮食和作息习惯。中青年活动量大，膝关节疼痛多为运动损伤所致，常见的有膝关节侧副韧带损伤、膝关节前后十字韧带损伤、半月板损伤、股四头肌肌腱炎、髌腱炎等，当然，严重的损伤也会导致膝关节周围骨折。老年人的膝关节疼痛大多由退行性膝关节骨性关节炎所致，主要与关节本身的退化、关节表面软骨的磨损有关，另外也与平时膝部的活动减少、关节周围组织代谢减缓、血液循环较差等因素相关。

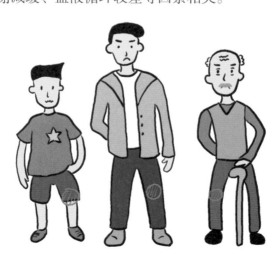

不同年龄段膝关节痛的原因不尽相同

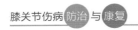

4. 长期的膝关节疼痛会导致瘫痪在床吗?

答: 很多伴有膝关节疼痛的老年人, 可能最担心的问题是膝关节长期疼痛是否会导致功能丧失, 瘫痪在床。其实, 医学中的瘫痪是指神经受到损伤后导致其所支配的部位感觉减退, 肌肉力量减弱甚至消失, 运动能力丧失。大多数老年人的膝关节疼痛是由关节的老化及退变所引起的, 一般不会并发神经受到损伤所表现的瘫痪症状, 但如果膝关节发展成为重度骨性关节炎, 将出现膝关节畸形, 活动度减小, 伴有活动时的剧烈疼痛, 也有可能导致患者长卧在床, 生活难以自理。但随着现代医学的进步, 即使出现上述重度骨性关节炎的表现, 也可以通过关节置换等手段改善患者症状, 提高生活质量。同时, 老年朋友们也应对长期的膝关节疼痛给予足够的重视, 尽早到医院就诊。

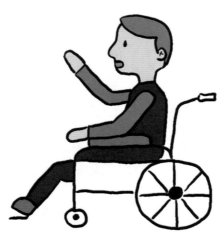

膝关节痛会导致瘫痪吗

5. 经常穿高跟鞋会影响膝关节吗?

答:高跟鞋能让女性朋友显得更加高挑、美丽,但经常穿高跟鞋确实会影响膝关节。穿高跟鞋时,足跟被抬高,跟腱松弛,重心前移,使膝关节周围的韧带和肌肉张力不均衡,行走时膝关节活动度也受到一定影响,因此也会加速膝关节的退行性改变。有没有既能时不时穿穿高跟鞋,也能缓解膝关节慢性损伤的办法呢?当然有。方法 1:鞋跟最好不要超过 3 厘米,如果鞋跟高于 5 厘米,应尽量选择鞋帮高度超过踝关节的款式。方法 2:穿高跟鞋走路时步子迈小一点,而且一定要让脚尖指向前方。方法 3:走路时两腿尽量靠近一点,尽量让足跟先着地,然后慢慢将力量过渡至脚尖。方法 4:回家后赤脚走路,能让踝关节更自由地活动,同时能刺激足底不同的反射区。方法 5:自我按摩,白天长时间穿高跟鞋后,建议晚上用热水浸泡双脚 10 ~ 15 分钟,然后再用双手轻柔按摩膝关节,从而加速血液回流及代谢物的排出。

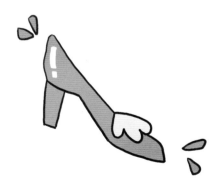

高跟鞋与膝关节

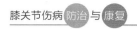

6.近来户外登山逐渐火热，长期爬山会对膝盖造成什么不良影响？

答：登山时膝关节处于负重屈曲及轻度扭转的状态中，长期进行爬山活动，对膝关节的损伤是比较大的。这是因为过多的爬山运动,容易导致膝关节内部出现异常的挤压，从而造成膝关节内部的软骨出现水肿、磨损，并且会导致膝关节内部的半月板出现过度挤压，引起半月板损伤的情况。长期累积，膝关节软骨磨损到一定程度，会导致膝关节过早出现退变疼痛的情况，造成膝关节损伤和膝骨关节炎的发生。

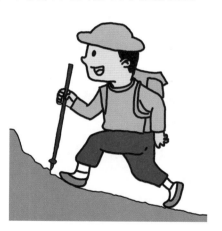

爬山对膝关节的影响

7.打篮球等剧烈运动中不慎受伤，膝关节剧痛，当时该做些什么，不该做些什么？

答：疼痛是机体的一种保护机制，打篮球等剧烈活动时如果膝关节出现疼痛不适，甚至疼痛剧烈，当时应该紧急制动，以避免造成进一步损伤，受伤后 24 小时内采取休息、固定、冰敷、加压包扎、抬高等处理。有条件者最好及时前往医院，由专科医生进行诊治。我们自己也可以根据以下特点做出初步判断：半月板急性受伤时，有时能听到关节内声响，伤后关节肿胀一般不明显，休息后疼痛可缓解，经常会反复发作；关节韧带损伤者，关节肿胀明显，严重时可伴有畸形及关节脱位，一般疼痛剧烈，无法活动，有时伤者可感受到肌腱断裂时的弹响感；骨折一般提示损伤暴力较大，局部肿胀疼痛剧烈，不能活动膝关节，有时可伴有畸形及异常活动，是最为严重的膝关节损伤。需要注意的是膝关节结构复杂，周围有复杂的神经和血管结构，一定要尽快由专业医生进行诊断治疗，以免造成更为严重的损伤。

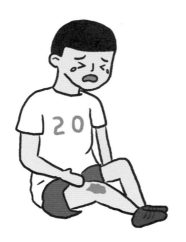

剧烈运动导致膝关节疼痛

8. 有哪些运动是比较伤膝盖的?

答: 以下几种运动, 对膝盖的损伤程度比较大:

（1）负重、深蹲、长时间的站立。背有一定重量的物品走路或跑步, 反复深蹲或长时间站立也会明显增加膝关节的磨损。

（2）爬山、爬楼梯。有的人家住在 20 多层, 为了锻炼身体, 每天爬楼梯, 这样很容易导致膝盖的软骨磨损。

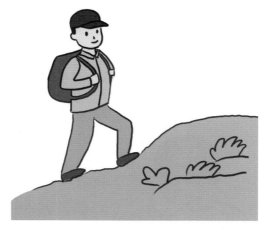

对膝关节损害较大的运动

（3）长距离的行走。每天行走超过 1 万步, 对膝关节是有损害的, 建议每天行走控制在 6000 ~ 10000 步, 是比较好的。这个范围能够明显地减少骨赘的形成, 对关节是有保护作用的。

（4）剧烈的体育运动, 如打篮球、羽毛球、网球等。在运动过程中, 膝关节会超负荷活动, 很容易导致膝关节的损伤。

总而言之，适度的运动有利于润滑膝关节，增强膝关节周围的肌肉力量，可以起到保护膝关节的作用，但是如果运动过度，就会损伤膝关节。

9.青少年运动后出现膝关节痛的原因是什么？

答：青少年运动后出现膝关节痛多为骨骺炎和膝关节周围肌肉较为薄弱。胫骨结节是股四头肌髌韧带的止点，在青春发育期，股四头肌肌腱的自身发育导致张力增加，同时由于运动时频繁牵拉胫骨结节骨骺而造成进一步的损伤，导致胫骨结节骨骺局部炎症，出现急性疼痛、肿胀等临床症状。反复的力学牵拉刺激以及局部炎性刺激，导致局部异常增生，长此以往，膝盖前方可能会摸到突出的"骨头"，从而出现局部疼痛、肿胀、关节活动受限等症状。

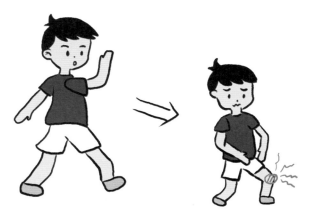

青少年运动后出现膝关节痛

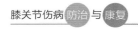 10. 运动爱好者是否会更容易出现膝关节痛?

答：运动爱好者是否会出现膝痛与其运动习惯密切相关，包括运动量的大小、运动的种类、运动的姿势等。例如，职业运动员通过专业的训练，其膝关节的承受能力和恢复能力都要优于常人，但因为巨大的训练量和运动强度，大多数运动员较普通人更容易出现运动损伤。总体来看，运动爱好者如果进行合适的锻炼，其关节稳定性和柔韧性都要优于长期不运动的人。因此，建议运动爱好者在运动时尤其要遵循循序渐进、量力而行、适度运动等原则。此外，掌握正确的运动姿势也是科学锻炼的前提，可以更好地体现运动效果。

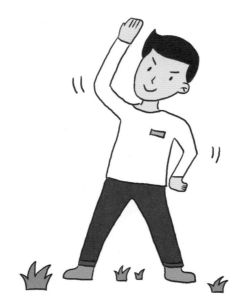

运动爱好者与膝关节痛

11.膝关节痛可不可以通过运动疗法缓解?

答:运动疗法可以缓解膝关节痛,但是要注意运动锻炼的方式,以及所患疾病是否适合运动锻炼。例如,早期膝骨关节炎出现膝关节疼痛适合选择非负重的关节运动,如游泳、散步,通过使用无负荷的膝关节屈伸锻炼、内外旋等功能锻炼,改善膝关节疼痛。

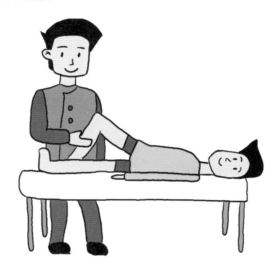

膝关节屈伸锻炼

晚期膝骨关节炎所致膝盖疼痛剧烈,此时膝关节退变严重,更适合进行肌肉锻炼,如直腿抬高训练,能够锻炼股四头肌力量,增加膝关节稳定性,缓解疼痛。要通过运动疗法缓解膝关节痛,需要选择合适的方法,且运动要适量,过量运动只会适得其反。

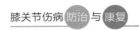 12.如何缓解慢性膝痛的僵硬感？

答：（1）手法治疗：揉捏肌肉、弹拨肌腱（膝关节周围的韧带）、推髌骨。

（2）物理治疗：超声理疗、红外线等，使用机械效应和温热效应改善局部血液循环。

（3）适当的有氧训练：增强肌力，锻炼肌肉力量。

（4）关节活动度促进：增加膝关节屈曲角度、伸直角度和适度牵拉。

（5）日常生活行为促进：如疼痛肿胀不明显，可扶单拐或不用拐下地，但不鼓励多行走。膝关节伸直角度正常后可进行站立负重和平衡训练，如果膝关节弯曲角度能达到90°，则可进行上下楼梯及行走训练，提高关节控制能力及稳定性。

13.如何缓解慢性膝痛的疲乏无力？

答：（1）手法治疗：患者取平坐位或仰卧位，术者采用压法、揉法、揉捏法、弹拨法、抖法、叩击法等施治10～15分钟，每日1～2次，15日为一疗程，可消除肌肉紧张僵硬、痉挛和酸痛。

（2）热水浴疗法：将浴盆内的水温调至38～42℃，患者平坐或仰卧在池内，水面超过股四头肌最上面皮肤，逐渐加热水至42℃，水浴20分钟以上。

（3）伸展疗法：患者取俯卧位，双膝尽量屈曲，双手分别握住同侧足背面，脊柱和髋关节伸展，静止不动 1 ～ 2 分钟，重复 3 ～ 5 次。

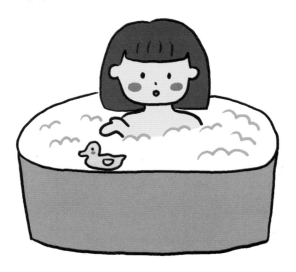

热水浴疗法

14. 怀孕之后，一走路膝盖就疼，是怎么回事？

答：怀孕会导致膝关节疼痛并不少见。众所周知，怀孕时体重会大幅增加，体重过重会增加膝关节的负荷，可能导致膝关节周围疼痛不适；同样，怀孕期间机体的性激素会出现剧烈变化，孕酮会导致关节韧带的松弛，出现暂时性的膝关节不稳，可能也是引起膝关节疼痛的原因。不过这种疼痛也不必过于担心，因为伴随着胎儿的生产，机体逐渐恢复到正常状态，这种疼痛不适感也会逐渐消失。

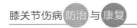

15. 小孩长高总说膝盖疼，不会是膝骨关节炎吧？

答：假如疼痛多发于下午或夜间，或是活动过多的状况下，而又无其他不适，估计是生长痛造成的，建议带孩子到医院进行微量元素测试，拍片检查一下，排除其他原因，应当就是生长痛造成的，可以给孩子服用钙片。

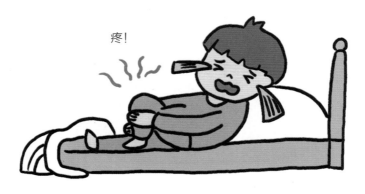

疼！

生长痛

不要过度运动，适当补充钙和口服维生素C，晚上用热水袋热敷，必要时可用消炎镇痛类药物，一般不会产生后遗症或影响小儿正常的生长发育，不过首先需要注意是否风湿免疫性疾病和滑膜炎的可能。当孩子说自己膝盖疼的时候，家长一定要在医生的帮助下判断孩子膝盖疼是否由长个子引起的，排除其他的原因，及时给孩子补充营养，然后可以做局部按摩，服用一些钙剂补钙。

16. 为什么女性绝经后膝关节痛的发病率更高?

答:女性绝经后容易发生膝关节痛,是由于骨关节内钙质流失造成的。因为女性绝经后体内的雌激素会快速地下降,而雌激素的作用就是维持和促进骨基质代谢,所以失去了雌激素的调节作用,骨关节内的钙会大量流失,容易出现腰膝酸软疼痛的情况。同时,女性绝经后容易发胖,更加加重膝关节的负担。此外,雌激素还可以通过扩张肌肉血管增加血供,从而为肌肉提供更多的营养物质;雌激素还可以通过改善神经细胞功能,有改善肌力的作用。女性绝经前后,雌激素水平骤降,使骨骼肌肉系统代谢失衡,肌肉力量下降使关节的稳定性降低,从而更容易出现关节软骨的磨损,最终导致骨关节炎。

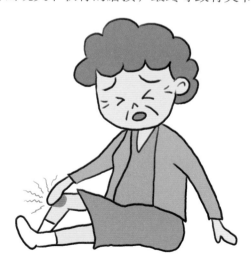

女性绝经后膝关节痛

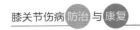

从中医的角度来看，肾主骨生髓，肝主筋藏血，肝肾同源，筋骨相连。肾精盛，骨髓充，可供骨营养使骨坚实；肝藏血，供给筋骨活动所需血液使之屈伸灵活。绝经后骨关节炎发病的内在基础为肝肾不足，而风、寒、湿、痰、瘀等闭阻经脉是发病的核心，多由外感风寒湿邪、跌扑损伤诱发。女性中年以后肝肾精血逐渐虚弱，绝经以后肝肾功能更衰，筋骨失养加剧。

对于这种症状，一方面可以通过补充钙质，比如服用钙片或食用牛奶等含钙丰富的食物，另一方面可以通过运动锻炼来增加骨钙。

17. 为什么膝关节痛患者要控制体重？

答：膝关节是人体的负重关节，我们行走活动时膝关节一直在承担着体重。健康的关节通常可以帮助我们在一生中承受标准的体重，然而，一旦体重过重，膝关节所受到的压力就会大大增加，尤其是在弯曲负重或者运动的时候，例如爬山、上下楼梯、蹲起、反复蹦跳等情况下，关节就会出现不适感，如果不及时处理，不减轻体重，关节表面负责承受重量的软骨结构就相对容易受到过度挤压，一旦作用在软骨上的压力超过它所能承受的极限负荷，就很可能造成不可逆的损伤。控制体重，减轻关节负重，不仅可以减缓关节软骨和软骨下骨的变性、磨损，还能有效控制肥胖带来的脂质代谢异常、糖耐量异常等并发症，全面改善身体各项功能。

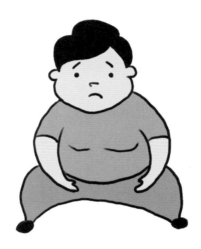

肥胖与膝关节痛

18. 为什么膝关节受伤后很久还会疼痛？

答：经常会有因膝关节扭伤后疼痛来就诊的患者，常规拍摄X线片或CT后未能发现明显异常之处，未进一步完善MRI检查而选择保守治疗，有相当一部分患者病情会持续不好，并且逐渐加重，出现"交锁"或在膝关节弯曲到某一位置时有被卡住的感觉。外伤导致的膝关节损伤，急性期膝关节会有明显疼痛、肿胀和积液，关节屈伸活动障碍，急性期过后，肿胀和积液可自行消退，但活动时关节仍有疼痛，尤以上下楼梯、下蹲起立、跑跳等动作时疼痛更明显，严重者可致跛行或屈伸功能障碍，部分患者会有"交锁"卡住的感觉，或在膝关节屈伸时有弹响。

如果出现上述情况，首先要考虑是否有半月板损伤。半月板是膝关节内重要的软骨样结构，在膝关节内犹如一个"垫圈"，起到缓冲和吸收负荷的作用。半月板一旦破裂损伤，局部会产生炎症及疼痛，在活动时关节与之碰擦，会进一步加重疼痛与"交锁"感，如果未正确治疗的话，撕裂的半月板往往不能自行修复，撕裂部分反而会逐渐扩大。另外，撕裂的半月板卡压于关节软骨面之间，久而久之会加速关节软骨面的磨损及退变，造成退变性骨关节炎。所以必须将"肉刺"拔除，方能消除炎症，缓解关节肿痛和"交锁"感，保留膝关节功能。另外，膝关节扭伤也容易导致膝关节周围韧带的损伤。

因此，膝关节扭伤后疼痛要警惕韧带损伤或者半月板损伤的情况，如果及时诊断和治疗是可以痊愈的；但若耽误治疗，会造成软骨面的磨损，那就很可惜了。

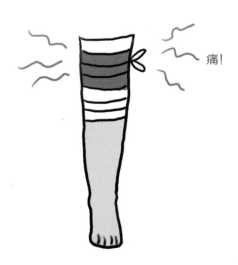

痛!

膝关节受伤后久痛不愈

19. 长时间走路、下蹲或者上下楼梯，膝盖发软（打软腿）是为什么？

答：如长时间下蹲或者走路突然出现膝盖发软，可能提示膝关节韧带损伤，特别是前十字韧带损伤，患者在行走时膝关节伸直位不稳，可出现走路发软、打晃的情况。另外，半月板损伤、撕裂，断端翘起卡压关节面内，或半月板严重退变磨损，均可出现走路时膝盖突然发软的现象。这种情况就需要就医以明确诊断，采取正确的处理措施。

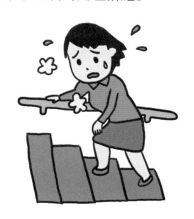

膝关节打软腿

20. 长时间开车使下肢血液循环变差，肌肉膝盖究竟是用进废退还是越用越废？

答：膝关节的休息与运动是一个动态平衡的过程。适当运动会使骨关节得到润滑，受到刺激，从而使膝关节周围供血供氧充足。保持合理的锻炼频率，关节的使用寿命就会延长。缺乏运动，软骨得不到压力的刺激，时间久了会加速老化，就像汽车长期放着不用就会生锈，此外，还会因为肌肉力量减弱使得膝关节稳定性下降。但是，运动一定要适度，以不损伤膝关节为度。所以膝关节必须持续得到运动锻炼，当然也不能过度使用。

21.过度健身之后就会出现膝关节疼痛，这是为什么?

答：过度的运动健身会导致膝关节劳损，膝关节内出现积液以及膝关节半月板韧带的损伤而出现疼痛。这时需要及时休息以缓解膝盖疼痛，以后应该尽量避免过度运动，尤其是一些容易导致膝盖受伤的运动方式。可以做一些非负重运动，如游泳、骑自行车和慢跑，要避免长时间的剧烈步行和跑步。

22.跑步真的会损害膝关节吗? 跑步时如何保护膝关节?

答：在跑步时膝盖承受的压力及冲击力会达到体重的 7 倍，因此很容易造成膝关节的损害。而正确的跑步习惯、跑步姿势、跑步速度及时长会促进膝关节周围软组织的发育，从而起到保护膝关节的作用。跑步时保护膝关节的注意事项如下。

（1）在跑步前后要进行 15 分钟左右的热身运动（如侧身运动）和拉伸。

（2）在跑步时要注意正确的跑步姿势。①头部：眼睛平视前方；②肩部：放松放低，不要摆动肩膀，不要耸肩；③手臂：

手肘弯曲呈 90°，以肩膀为轴心，如钟摆一样放松摆动；④身体：挺胸收腹，背部拉直，身体稍微前倾，腰髋部保持稳定，勿左右扭动。

（3）建议适度跑步，每周 3 次，每次 30 分钟左右，并且匀速（速度控制在每分钟大约 180 步）。

（4）选择平地跑步，最佳选择为塑胶跑道。

23.跑步后，膝盖就一直不舒服是怎么回事？

答：跑步引起膝盖疼的原因如下：①关节软骨磨损导致疼痛；②刺激关节里面的滑膜发生炎症引起疼痛；③跑步时，反复摩擦导致无菌性炎症引起疼痛。疼痛的原因都与跑步有关，是跑步损伤引起的。所以在疼痛期间，发生局部水肿时，如果再坚持跑，损伤的速度或损伤的后果要比不疼痛的时候严重，有症状出现后，建议静养休息。

24.除了膝关节，其他关节也痛，需要考虑什么原因？

答：膝关节疼痛多为骨关节炎，关节炎的发病率极高，但是多关节疼痛要考虑其他疾病的可能性。如出现对称性中、小关节梭形肿胀、疼痛、畸形，伴有晨僵现象，考虑类风湿关节炎。如爱吃肉类和海鲜、酗酒，有营养过剩史，因某种诱因而发病，如饮酒、暴食、感染、外伤、情绪激动或手术等，表现为关节剧痛，趾关节与跖趾关节肿痛，考虑痛风性关节炎；年轻女性，不规则发热，关节痛（酸痛，也可红肿热痛）、皮疹及多系统损害，如肾损害、肢端发凉、贫血、白细胞计数减少等，考虑系统性红斑狼疮；青壮年男性缓慢起病，腰骶部疼痛，晨间感腰骶椎关节僵硬，运动不灵，弯腰困难，继而病变向上发展逐渐出现胸背疼痛，头部转动受限，脊柱强直、僵硬，伴有贫血、消瘦、乏力，考虑强直性脊柱炎。有此类症状的患者除需完成骨科必要的检查检验外，还需至风湿科等其他专科就诊。

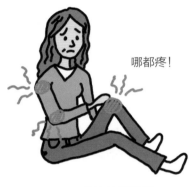

哪都疼！

多处关节疼痛

25.膝关节活动时出现弹响声正常吗?

答：膝关节活动时出现弹响声可以分为生理性弹响和病理性弹响。生理性弹响是膝关节活动时，关节腔内软骨与软骨之间的摩擦发出的声响。生理性弹响不会伴有关节的疼痛以及活动的受限，这种情况是正常的，多发生于长时间静止休息后突然活动时。病理性弹响需要及时就诊，一般病理性弹响多伴有膝关节的局部疼痛以及活动受限，常见于半月板损伤、重度关节炎患者、髌骨软化症。半月板损伤不仅会出现关节弹响声，严重时会出现关节交锁，即在行走或者下蹲等活动中，膝关节伸屈突然受限，就像被卡住一样不能活动并伴有明显的疼痛；重度关节炎常见于中老年患者。而髌骨软化症更常见于运动员和运动爱好者。

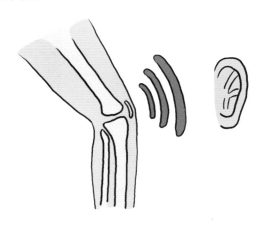

膝关节活动时有弹响声

26. 经常跷"二郎腿"，对膝关节有伤害吗？

答：经常跷"二郎腿"会对膝关节有一定的影响。长时间跷"二郎腿"会导致跷起来的腿的膝关节后方受到长时间挤压，即腘窝受到压迫，当腘窝内的血管、神经长时间受到压迫时会出现下肢麻木、静脉回流受阻，甚至会形成下肢静脉的血栓，进而影响膝关节血运，导致膝关节更容易退变。除此以外，跷"二郎腿"会使膝关节长期处于扭曲的状态，也会对腿部肌肉、肌腱有一定的牵拉，致使膝关节内部结构压力增加，加快软骨磨损，增加患骨关节炎的概率。

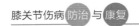

27.青春期少年如何预防膝内翻、膝外翻？

答：膝内翻又叫O形腿，膝外翻又叫X形腿。常见膝内外翻的原因有以下几种：①佝偻病引起膝部畸形；②小儿麻痹症导致骨骼发育异常；③骨髓炎导致骨骼发育异常；④走路姿势、长期穿高跟鞋、盘坐等也会造成膝关节畸形。而青少年出现膝内翻、膝外翻大多由于继发性佝偻病（主要原因就是维生素D的缺乏）和长期走路、运动姿势不正确的影响。青春期是身体的第二发育高峰期，需要大量的营养素来满足发育的需要，且青春期少年容易偏食，因此青春期少年预防膝内外翻尤其要注意饮食，补充维生素D、钙元素，适量接受阳光照射促进维生素D、钙的吸收。注意养成正确的站姿、走姿和良好的运动习惯。

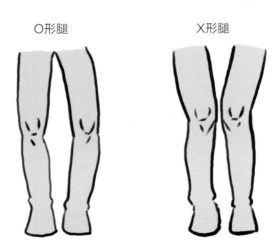

青少年膝内翻与膝外翻

28.膝骨关节炎早期主要症状有哪些?

答：膝骨关节炎早期一般不会出现明显的不适，部分患者可能会伴有轻微的疼痛，关节处会出现不同程度的肿胀，可能会使患处出现僵硬感，会造成行动不便，影响行动能力，随着病情的发展，会出现比较强烈的疼痛与红肿，关节内可能会出现积液。

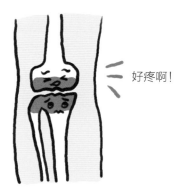

好疼啊!

膝骨关节炎早期症状

29.怎样预防膝骨关节炎的发生?

答：（1）降低体重：过度肥胖时，应通过节食和运动的方式降低自身体重，这样能够减轻负重关节的压力，增强关节活动性。

（2）加强关节保暖：加强膝关节部位保暖，在天气寒冷时应多穿衣服，避免膝关节反复受到冷风的刺激，也不要洗冷水澡，避免长时间在潮湿环境中工作与生活。

（3）避免急性损伤：在日常也要避免膝关节急性损伤，在进行体育运动时需要佩戴护膝，不要进行超负荷体力劳动，大量运动以后需要放松。老年人在行走时应避免摔倒。

（4）进行功能锻炼：在日常也要坚持进行身体锻炼，增强关节周围肌肉力量，有利于提升关节稳定性，降低膝关节骨性关节炎的发病概率。

在出现了膝关节骨性关节炎的初期症状以后，也要尽早就医检查治疗，避免病变持续加重。

30.哪些人群更容易患膝骨关节炎？

答：膝骨关节炎是膝关节的一种退行性炎症改变，常与年龄、性别、体重、职业等密切相关。

年龄：患者年龄越大膝关节退变得越快，中老年人群更容易患膝骨关节炎。

性别：女性患者较男性患者多，女性绝经期前后体内激素下降较快，更容易丧失骨质，就使得负重关节更容易患骨性关节炎。

体重：体重增加膝关节的负荷也会随之增加，会加快膝关节的磨损、退变。

职业：如长期从事体力劳动人群、运动员等，因为膝关节长期超负荷会加重膝关节的磨损，容易诱发膝骨关节炎。

31.得了膝骨关节炎之后，要选择软底鞋吗？

答：不同质量的鞋子确实会影响膝关节的功能状态，一般而言，建议日常活动中选择符合足弓生理曲度且有弹性的软底鞋，这些鞋可以对膝关节起到一定的缓冲作用，减少膝关节软骨发生撞击及磨损的可能性。

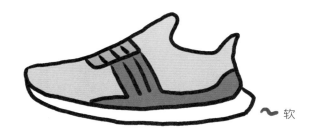

～软

膝骨关节炎与鞋类选择

一旦出现了膝骨关节炎，选择带有一定倾斜角度的楔形鞋底，可能会缓解膝关节的疼痛症状，但这需要专科医生做出科学的评估，根据膝关节疼痛的部位对楔形鞋底的角度进行准确调整。

32. 吃钙片、晒太阳可以治疗膝骨关节炎吗？

答：膝骨关节炎是一种退行性病变，主要原因是关节软骨的磨损和退变，病变的主要部位在关节软骨，而吃钙片、晒太阳的主要作用是补钙，治疗骨质疏松更有效果，对于膝骨关节炎并没有直接的治疗作用，但是膝骨关节炎患者也可能患骨质疏松症，加速膝关节的退变，因此吃钙片、晒太阳可以间接延缓骨关节炎的退变速度，同时晒太阳也可以驱寒保暖，从而改善关节疼痛、僵硬的症状。

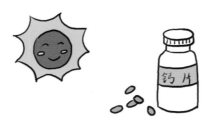

吃钙片、晒太阳与膝骨关节炎的关系

33.得了膝骨关节炎是动好还是不动好，走多好还是走少好？

答：不动和多动都会影响膝关节骨性关节炎的进展。膝关节周围有许多韧带和肌肉组织，久坐及缺乏锻炼会导致肌肉萎缩和韧带脆弱，导致关节稳定性差；久坐及缺乏锻炼会使关节软骨缺乏营养物质的供给，导致骨性关节炎的出现和加重。同样，过多的活动会损伤关节软骨及软骨下骨质，也会加速关节的退变。我们推荐膝骨关节炎患者应该规律适量走路，尽量避免行走于崎岖路段和爬楼梯，以减少对关节的刺激。总之，保证适当的锻炼即可。

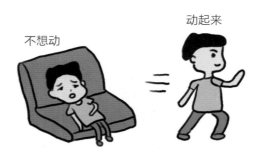

不动、多动与膝骨关节炎

34.什么运动可以锻炼膝骨关节而又不会造成磨损及炎症的加剧?

答:膝骨关节炎患者适合做一些有氧运动,比如练瑜伽或者选择游泳,游泳时身体漂浮在水中,关节的承重会减轻。也可以选择每天饭后散散步,这些方法都不会过于劳累,而且对病情也没什么影响。如果症状不是特别严重,也可以选择每天骑自行车,但是不能让身体过于劳累,大概运动30分钟就要休息一下。

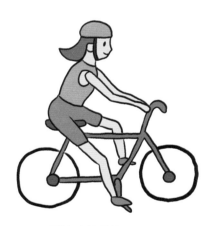

锻炼膝关节的适宜运动

35.关节炎是不是只有上了年纪的人才会出现?

答:关节炎并不是只有上了年纪的人才会出现,年轻人也可能会得,比如运动员、肥胖人群都可能会出现。关节炎是关节软骨损伤导致的疾病,可按病因分为原发性与继发性两种。原发性关节炎多由关节先天畸形、骨发育不良等引起;外伤、手术、机械磨损、骨代谢疾病以及感染因素等引起软骨破坏，从而导致继发性关节炎。

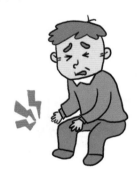

关节炎只有年纪大才出现吗

36. 膝骨关节炎患者为什么容易出现上下楼梯困难?

答：膝骨关节炎患者股骨和髌骨发生磨损，软骨发生退变。上下楼梯时，膝关节处于屈曲位置，承受全身的重量，髌股关节受到的压力是平时正常走路的数倍，导致关节软骨磨损的可能性加大，产生压力性疼痛。

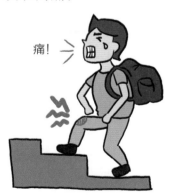

膝骨关节炎患者上下楼梯困难

37.体重控制有利于控制膝骨关节炎的进展吗?

答：体重的控制有利于减缓膝骨关节炎的进展。体重的增加导致膝关节负荷的增加，加速了关节面和关节软骨的磨损，导致关节疼痛、活动受限，活动量减少，体重进一步增加，形成恶性循环。此外，肥胖可通过其他代谢异常（如脂肪代谢异常等）间接影响膝关节。

38.药物可使膝关节骨质增生（骨刺）消融掉吗?

答：首先，我们要正确理解关节周围出现的骨刺。骨刺是关节的一种保护机制所形成的产物，能够增加关节的稳定性，但随着骨刺的增多，反而对关节形成新的损伤，因此清理骨赘也是治疗膝骨关节炎的一种手段。药物不能使骨刺消融。骨刺与正常骨的成分没有区别，药物能使骨刺消融，那势必也会导致正常骨的消融。因此，要去除骨刺，只能采用手术的方法清理。药物可以控制炎症的进展，缓解疼痛。如果骨刺没有临床症状，是不需要进行治疗的。

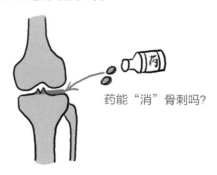

药能"消"骨刺吗?

药物能否消融骨刺

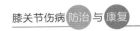 39. 从性别上看，女性更容易出现膝骨关节炎，这是为什么呢？

答：这是由女性的生理特点决定的。

绝经期及以后的妇女，雌激素水平下降快，破骨细胞过于活跃，使骨质含量减少，这是绝经后妇女发生骨质疏松症的主要原因。中老年人骨量减少，是随年龄增长而出现的生理功能衰退的一个必然现象。40 岁以后，人体每年以 0.25% ~ 1.00% 的速度丢失骨质，男性的丢失速度直到老年几乎不变，而女性从将要绝经开始，骨质丢失速度加快，每年为 2% ~ 3%，甚至达到 5%，这种丢失率可以持续 5 ~ 10 年，尤其在绝经后 3 年内骨量丢失速度最快。因此，应该特别关注绝经期前后女性的身体健康，此刻她们需要特别的关照。

40. 为什么关节炎患者可收到"天气预报"？

答：正常人体对外界气候的变化具有灵敏的调节功能，骨关节炎患者中，80% ~ 90% 的患者对气候敏感。

实验表明，湿度增加和气压降低对该类患者确实会产生有害的影响，患者的反应与气压和湿度波动的幅度、变化的频率、速率成正比。当外界湿度增高、气压下降时，细胞内的液体渗出，人的排尿增加；当湿度降低、气压升高时细胞内的液体就滞留在组织间隙内，这种液体的转移是机体细胞对外界环境发生变化时的一种适应。而关节炎患者，由于其关节组织的病理改变，使得其调节功能失常，以致病变组织不能随着外界气候的变化而将细胞内的液体排除，导致局部压力高于周围正常组织，从而出现局部不适，因此该类患者可以预知天气变化也就不难理解了。

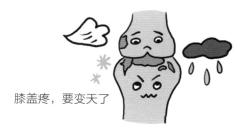

膝盖疼，要变天了

骨关节炎对气候的敏感性

41. 天气逐渐转冷，关节炎患者该如何养护膝关节?

答：在天气转凉以后，膝关节周围血管受到冷风刺激后收缩，从而引起周围血液循环变差，很容易导致膝关节骨性关节炎症状加重。所以当天气转冷以后，膝骨关节炎患者要适当减少户外运动，以避免受凉。同时要注意保暖，外出可在膝关节处添置护膝，在家时可在膝关节处进行热敷。日常活动也要减少长时间站立和爬楼梯、长距离行走等。

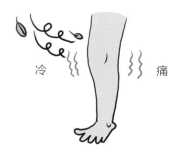

冷　　　　　痛

天气转冷如何养护膝关节

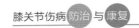

42.患者中流传的"骨刺能被按摩下去，醋能软化骨刺"有道理吗？

答：所谓"骨刺"即骨质增生。患骨质增生的病人都希望能通过药物治疗把骨刺去掉；有些报刊、电视广告也自称能用药物去除或软化骨刺，或用手法把骨刺按摩下去。其实不然，骨刺的生长是由于骨关节的失稳导致人体应力的改变而产生的一种防御反应，它的形成可以使失去稳定性的骨关节得以加强，而增生的骨质和人体原有的骨骼结构相似，成分相同，因此药物或按摩是不可能消除或软化骨刺的。那为什么经过治疗症状得以缓解呢？这是因为按摩可以调整骨刺与周围组织及神经的压迫关系，药物可以调和气血、疏通经络，使局部的充血、水肿、无菌性炎症反应消失，从而达到止痛的作用，但拍片复查，骨刺仍存在。

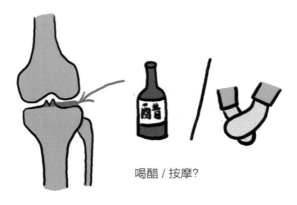

喝醋 / 按摩？

按摩或醋能否软化骨刺

43. 膝骨关节炎患者在饮食上要注意什么?

答: 在饮食方面,应多吃富含蛋白质、钙质、胶原蛋白、异黄酮的食物,如牛奶、奶制品、大豆、豆制品、鸡蛋、鱼虾、海带、黑木耳、鸡爪、猪蹄、羊腿、牛蹄筋等,这些食物既能补充蛋白质、钙质,防止骨质疏松,又能生长软骨及关节的润滑液,还能补充雌激素,使骨骼、关节更好地进行钙质的代谢,减轻关节炎的症状。

对于肥胖者,要适当控制饮食,注意调整饮食结构,减少热量的摄入,将体重控制在适当的范围之内,减轻关节的压力和磨损程度。

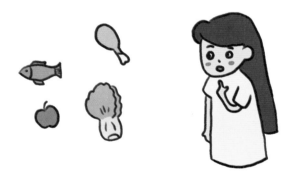

膝骨关节炎患者饮食注意

44. 怎样保护膝关节软骨不磨损?

答: 膝关节是人体最复杂的关节,因为需要负重且活动量大,所以是最容易受伤的关节,磨损概率也最大。随着年龄的增大,关节软骨出现退变,肌肉力量和韧带张力下降,关节软骨磨损也逐渐加剧。保护膝关节软骨不磨损，就要从日常生活和运动习惯说起。

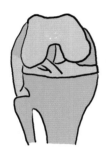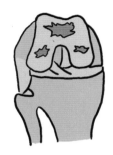

膝关节软骨磨损

（1）注意保暖：膝关节处皮肤和软组织较薄，寒气容易入侵。应适当减少夏天吹空调、冬天穿裙子、冬季骑电动车等的次数。

（2）避免剧烈运动，采取合理的运动方式，加强功能锻炼：加强锻炼有益身体健康，通过锻炼增强股四头肌力量，使髌骨关节运动轨迹保持顺畅，延缓关节退变，有助于减轻关节疼痛感。但是要先从小运动量开始，循序渐进。如锻炼后出现膝关节持续疼痛，建议减少锻炼的强度和时间。老年人或存在膝关节隐患的朋友宜选择散步、慢跑、游泳、骑自行车等对膝关节友好的运动方式，不建议登山、爬楼梯、反复蹲起、长跑等运动方式。仰卧抬腿、空蹬自行车也是很好的保护膝关节的运动。

（3）避免过度使用：肥胖者建议减轻体重，避免高强度长时间使用膝关节，避免长时间站立、跪位和蹲位。

（4）保持良好的姿势：走路和坐位时，都应保持良好的姿势，不要扭着腰干活、撇着腿走路，避免长时间下蹲，长时间站立后可适度伸伸腿。

45.骨关节炎和类风湿关节炎有什么不同？

答：（1）类风湿关节炎主要为自身免疫异常造成的，而骨关节炎通常为关节软骨退化造成的。

（2）类风湿关节炎有滑膜炎症状，关节区域尤其是手受累的对称性小关节有明确的红肿，压疼。骨关节炎主要表现为骨的肥厚，骨刺的形成，骨的膨大，触感较硬。

（3）类风湿关节炎化验结果类风湿因子为阳性，骨关节炎化验结果为阴性。

（4）类风湿关节炎有明显的晨僵症状，且持续时间较长，骨关节炎一般无晨僵或时间较短、程度较轻。

类风湿关节炎　　　　　　　　　　骨关节炎

如何鉴别骨关节炎与类风湿关节炎

46.骨质增生和骨关节炎两者关系如何?

答：骨质增生是关节退变（也就是关节老化）的一种表现，主要是由于钙盐的异常沉积，在关节边缘形成的突起样畸形，看起来好像是骨头长了"刺"，也就是人们常说的骨刺，大多数骨刺不会有临床症状。骨关节炎是关节软骨损伤导致的疾病，可按病因分为原发性与继发性两种，主要临床表现为关节疼痛、肿胀、活动障碍、晨僵等，甚至还会出现关节畸形的表现。有骨质增生不一定有骨关节炎，骨关节炎可能会伴有骨质增生，但骨关节炎不一定是因为骨刺引起的。

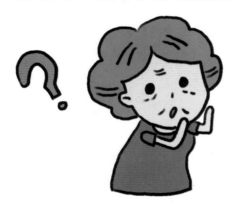

骨质增生与骨关节炎

47.从中医角度讲，膝骨关节炎属于什么范畴?

答：膝骨关节炎又称膝痹病，主要症状是行走不便，屈伸不利，关节疼痛，下蹲困难，并常伴有腿软现象。膝关节伸直到一定程度时出现疼痛，并且在膝关节的屈伸过程中往往会发出捻发音，严重者甚至可有肌肉萎缩，并可出现关节积液，但患者膝部一般无肿胀现象。膝骨关节炎属于痹症范畴，是风寒暑湿燥热痹着于关节部位；膝骨关节炎是自然退化的结果，因此又叫膝骨关节炎退行性病变。

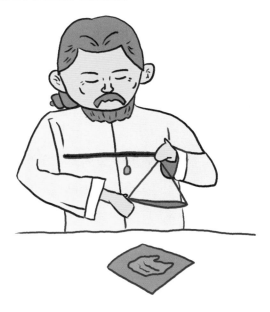

膝骨关节炎属于中医痹症范畴

48. 年龄大了都会得膝骨关节炎吗？

答：55 ～ 65 岁的中老年人约有 80% 会发生骨性关节病——膝骨关节炎。膝骨关节炎是发病率最高、危害性最大的骨关节炎之一。膝骨关节炎是一种与年龄相关的退行性疾病，随着年龄的增长，每个人的膝关节都会出现退行性改变，但是科学的锻炼和正确的调理能够延缓退变的发生。

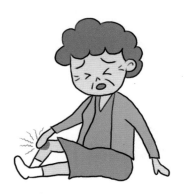

年龄增长与膝骨关节炎

49. 膝骨关节炎容易与哪些疾病混淆?

答:膝骨关节炎容易与痛风、类风湿关节炎以及膝关节结核等疾病相混淆。可以根据几种疾病不同的临床表现以及实验室检查结果进行鉴别。以上几种疾病都可能出现膝关节疼痛的症状,但是痛风除了膝关节疼痛症状外,通常还会出现局部红肿,并且抽血检查时会提示尿酸升高。而类风湿关节炎通常会出现类风湿因子升高以及关节畸形,并且两边膝盖通常是同时发病的。膝关节结核患者通常还会伴有低热、盗汗。膝骨关节炎患者通常会出现膝关节积液,在进行X线检查时会提示出现骨赘。

50. 感染性膝关节炎和膝骨关节炎有什么区别?

答:膝骨关节炎又称为膝关节增生性关节炎、退行性关节炎、老年性关节炎、肥大性关节炎等,是老年人常见的一种膝关节病。它最主要的病理表现是软骨的破坏,其症状多表现为膝盖红肿痛、上下楼梯痛、坐起立行时膝部酸痛不适等，也可表现为肿胀、弹响、积液等，如不及时治疗，则会引起关节畸形，甚至残疾。感染性膝关节炎是膝关节创伤后逐渐出现的关节炎，临床表现与骨关节炎相近，有明确的外伤史。

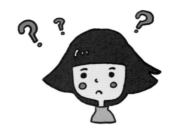

感染性膝关节炎与膝骨关节炎有区别吗

51. O形腿与膝骨关节炎的发病有联系吗？

答：有一定的关系。O形腿由于下肢力线改变，膝关节内侧受力增加，时间累积发展可以增加关节内侧软骨负荷增加，软骨磨损加快，易引起膝骨关节炎。但有些人除了影响美观以外，终身没有其他不适症状，是不需要进行任何治疗的。

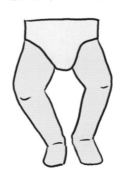

O形腿

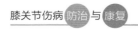

52.小孩查出O形腿或X形腿，能矫正吗，如何矫正呢？

答：早期能矫正。矫正方法如下：

（1）日常矫正。直线走，是消灭内八字脚最简单的方法。直线走时要求脚尖向前，双脚平行。配合深蹲，外侧踢毽子，多加练习之后，内八字脚会慢慢改善。而O形腿则多使用盘腿坐、青蛙趴等姿势训练，配合搭桥运动、平板支撑等的肌肉力量训练进行矫正。

（2）时刻提醒孩子在走路或跑步时要注意自己的膝盖和脚尖，看看膝盖与脚尖是否对着前方，如果发现不正确，一定要及时矫正。

（3）按摩矫正。内八字脚可以通过大腿外侧肌群进行矫正。O形腿则需要拉伸腹直肌、腹内斜肌、臀大肌、髂腰肌、内收肌、腘绳肌，放松股四头肌与髂胫束。

（4）加强腿部、足弓和踝关节的力量练习。例如，原地双脚并拢向上提踵练习，原地或行进间高抬腿跑练习（幅度、速度自己掌握）。

（5）支具矫正。选择专业的足部矫形器具，如内八字矫正鞋、儿童矫正鞋、3D矫正鞋垫。

53.成人查出O形腿或X形腿，能矫正吗，如何矫正呢？

答：轻中度可以矫正。方法：可以使用矫正带、矫正鞋垫、矫正鞋等矫正辅具和运动疗法。日常生活中注意保持下肢各关节正常力线；注意保持良好的坐姿、站姿和运动模式，也就是X形腿患者小腿不要外翻、膝盖不要内扣、膝盖要冲着脚尖，O形腿患者大腿不要外翻，不要跷"二郎腿"等。X形腿、O形腿所引起的疼痛可实施药物、理疗及关节腔内注射等治疗手段。

重度畸形可前往医院就诊，进行截骨手术，一般需要8周左右的时间进行恢复。

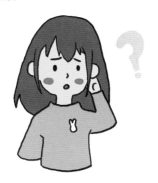

如何矫正成人O形腿和X形腿

54.膝骨关节炎患者为什么会出现关节周围肌肉萎缩？

答：膝骨关节炎患者因膝关节疼痛或仅仅知道避免进行剧烈和大强度的下肢功能活动，避免膝关节的负重，并没有进行科学、系统的下肢功能锻炼而导致下肢活动量减少，可使肌肉萎缩、肌力和肌张力下降，而肌力下降、肌肉萎缩又可诱发关节失稳，引起不同程度的关节功能障碍，长期的关节功能障碍又将进一步加重关节周围肌肉萎缩、肌张力下降。

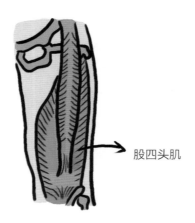

股四头肌

膝关节周围肌肉

55.走路时膝关节突然卡住，改变姿势后又能行走，这是膝骨关节炎吗？

答：不一定是膝骨关节炎。如果患者感觉膝关节有被东西卡住的情况，一是见于半月板撕裂或者是断裂，从而在走路时

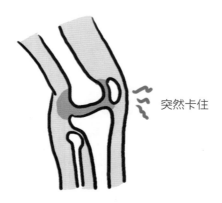

突然卡住

膝关节突然卡住

断裂、撕裂的半月板就会翘起，卡于关节内部，感觉到有膝关节被卡住的情况。二是见于膝关节内部的游离体，这种情况多是由于膝关节部位软骨退变、剥脱引起的或者是由滑膜钙化游离导致的，这种情况也会在活动时感觉到。

56. 有人说锻炼会加重膝骨关节炎，这是真的吗？

答：这种说法是不科学的。适当的锻炼对膝骨关节炎患者减轻关节疼痛是有帮助的。运动有助于缓解关节疼痛和僵硬，增强膝关节周围肌肉的力量，保持关节灵活性，减缓疾病引起的肢体肌肉萎缩。然而，膝关节疼痛患者应选择适当的运动方式，如骑自行车、步行和游泳，而高强度运动，如登山和跑步是不合适的。如果你经常不做运动，就会有患骨质疏松症和肌肉萎缩的风险。关节炎是由长期慢性损伤引起的关节软骨变性、脱落，甚至暴露在软骨下。适度的体育锻炼可以促进骨钙的沉积。因此，膝骨关节炎患者不是不能锻炼，而是应该选择正确的锻炼方式，以避免因不正确的锻炼而导致膝骨关节受损。膝骨关节炎患者的锻炼需要专业的医疗保健、康复人员的指导，选择合适的锻炼方法和程度，以避免关节软骨承受过大的应力，加重关节炎症，引起关节疼痛。

57. 膝骨关节炎患者日常需要注意哪些？

答：膝骨关节炎患者，首先应控制体重，把体重降到合理的范围以延缓关节的磨损，增加使用寿命。其次注意保暖，避免受凉之后局部炎症的加剧。如果患者很明确骨关节存在问题，比如半月板和韧带损伤，那就不适宜剧烈运动，要减少深蹲、爬楼、爬山，可以选择慢走、慢跑、游泳、骑自行车等运动方式。另外，要加强膝关节周围肌肉力量锻炼，提高膝关节稳定性，充分保护关节。

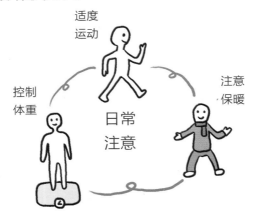

膝骨关节炎患者日常注意事项

58.得了膝骨关节炎还能经常开车吗？

答：膝骨关节炎患者能否开车，需要根据病情来决定。膝

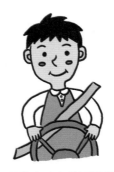

膝骨关节炎患者能否经常开车

骨关节炎不是开车的绝对禁忌，但是如果是严重的骨性关节炎，屈伸活动不能够控制的话，还是不要开车，否则很容易发生交通意外。

59.走路姿势不当会导致膝骨关节炎吗?

答：膝骨关节炎是中老年人的常见慢性病，随着年龄的增加，人体骨骼发生退变，膝关节损害会逐渐加重。如果走路姿势不正确，如走路"外八字"、外侧鞋跟磨损严重者，容易导致膝骨关节炎。当你走路姿势不正确时，膝关节受力不平衡，有的肌肉韧带承受力量大，有的则小，导致有的肌肉会劳损，有的会挛缩。另外，由于异常受力，胫骨平台、髌骨、软骨和半月板承受力量不均，这就如同你的鞋底一样，必然会出现受力大的部分磨损严重，其他地方磨损轻，久而久之，膝关节变形就形成了。同时，由于异常受力，人体器官组织有自我保护能力，骨质增生就相应产生了。

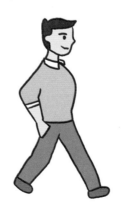

走路姿势与膝骨关节炎

60. 从事体育运动的人会不会更容易得膝骨关节炎?

答: 很多人觉得剧烈运动都会导致关节受到创伤, 从而导致发生关节炎的风险加大, 但是医学研究发现, 一些从事足球、摔跤、跑步的运动员发生此病的概率并不比普通人群高。

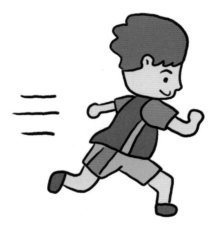

运动员与膝骨关节炎

膝骨关节炎是一种高发的疾病, 无论男女老幼都可发生, 如果没有及早进行治疗的话也会引起更多的关节疾病, 尤其是老年人更容易发生骨质增生等并发症。一项分析报告的结论是: 大部分体育活动不会增加患关节炎的风险。日常生活中的多数娱乐性体育活动是可以积极参加的, 因为这并不增加患膝骨关节炎的风险。

不过也要提醒大家, 在锻炼中应该尽量根据自己的身体状况选择动作舒缓、对关节冲击力低的活动。参加高危运动的人群也要注意学会处理创伤, 在运动员生涯结束后还应该注意保持合理的体重和生活方式，从而有效降低发生膝骨关节炎的风险。

61.膝骨关节炎患者适合哪些运动?

答：适当的身体活动及锻炼在膝骨关节炎患者的治疗中起着关键的作用。运动和减肥可以有效减轻患者的膝关节疼痛。膝关节周围肌肉（如股四头肌）的力量训练起到保护膝关节的重要作用，这是因为强壮的肌肉可以达到稳定膝关节从而延缓患者疾病进展的可能。平卧时的直腿抬高、大腿内收都是推荐的肌肉力量训练方法。此外，水上运动（如游泳）是膝骨关节炎患者的最佳运动方式，这项运动可以不让膝部处于负重状态。

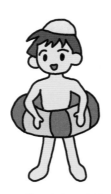

膝骨关节炎患者适合的运动

62.在家如何缓解膝骨关节炎导致的疼痛?

答：（1）按摩：搓热双手，对膝盖及其周围进行揉按，直至膝盖发热为止。

（2）保暖：膝关节受凉也会加重膝关节的疼痛，因此平时要注意防寒保暖，夏天的时候注意不要让空调风直吹，冬天的时候可以在膝盖上套一副护膝。

（3）热敷：使用毛巾对膝关节局部进行热敷，每天 3 ～ 4 次，每次 15 ～ 20 分钟。

（4）药物治疗：使用止痛软膏或者止痛贴膏对膝关节进行涂擦或贴敷，可在一定程度上缓解膝关节疼痛。

63. 预防老年骨关节病，为什么要从中年甚至青少年开始？

答：骨关节病虽然是一种退行性疾病，但越来越呈现出年轻化的趋势。随着人们生活水平的不断提高，以及肥胖、运动损伤等因素的影响，很多年轻人也出现了"老年膝"。年轻人长期不良的生活方式，爱美的女性穿高跟鞋，不注意膝关节保暖，是年轻人发生膝关节疾病的重要诱因。严重的膝骨关节炎不仅导致疼痛反复加重，还可能造成关节变形，严重影响生活质量。因此，预防老年骨关节病要从中年甚至青少年开始。

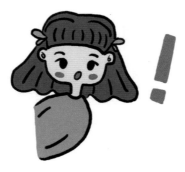

预防老年骨关节病要从小抓起

二

医院就诊

YIYUAN JIUZHEN

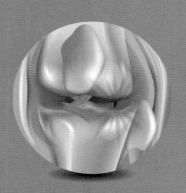

1.膝关节痛应该挂哪个科?

答:一般情况下先挂骨科,也可根据不同的伴随症状,挂相关科室。外伤所致膝关节痛可直接挂骨科;伴有晨僵、膝关节畸形、全身小关节对称性疼痛,多见于类风湿关节炎,可挂风湿免疫科;伴有局部红肿、皮温升高、血尿酸升高,多见于痛风,可挂风湿免疫科;伴有乏力、消瘦、食欲减退等,多见于结核性关节炎,可挂骨科。

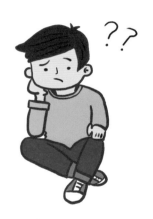

膝关节痛挂什么科

2.急性膝关节疼痛剧烈,该如何缓解?

答:可以通过服用药物等方法来止痛。缓解急性关节疼痛的第一选择是按照医生的建议服用消炎止痛药,同时注意休息,避免行走,以免刺激摩擦关节腔,加重疼痛。通过牵引、中药熏蒸、按摩等物理疗法促进炎症的吸收。通常在家里可用热毛巾敷在患处,也可有效缓解疼痛。

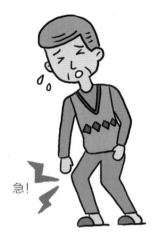

急!

急性膝关节疼痛

3.什么样的膝痛必须就医，什么样的膝痛适合在家自我治疗？

答：若膝关节轻微扭伤或擦伤出现疼痛，休息后疼痛明显缓解，则可在家进行一些简单的处理，无须就医。若膝关节受伤后疼痛剧烈，不能忍受，或者受伤一段时间后症状没有明显好转，出现膝关节红肿热痛明显，关节活动受限，不能正常行走，则需立即就医。

4.膝痛时，选择热敷还是冷敷？

答：若突发外伤造成膝盖疼，遵循运动损伤救治原则，在48小时内选择冷敷。冷敷可以降低局部的血液循环，减少局部关节的肿胀和关节腔积液的渗出，从而减轻膝关节的疼痛。在48小时后，局部的炎症得到控制，疼痛逐渐缓解，此时可以采用热敷。热敷可以增加局部的血液循环，有利于恢复；如果是"老寒腿"、风湿性关节炎或类风湿关节炎等导致膝关节痛，若局部没有明显红肿、破溃，疼痛发作时可热敷，帮助排出寒气，改善局部的血液循环，缓解疼痛，日常需注意膝关节保暖。热敷或冷敷可以帮助缓解膝盖疼，但不能作为治疗手段，如果疼痛严重，建议及时到医院就诊，针对病因采取相应的治疗措施，同时应保持局部皮肤清洁，注意保暖，避免剧烈运动，防止病情加重。

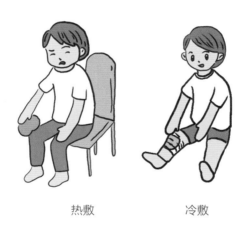

热敷　　　　　　冷敷

热敷与冷敷

5.膝骨关节炎疼痛采取中药外洗或熏洗治疗是否有效？

答：中药外治（包括外洗、熏洗）可借助其药力将舒筋通络、祛风散寒之药直接作用于患膝局部，渗透肌肤，直达病所，改善局部血液循环，从而降低骨内压，促进炎症吸收，缓解或消除症状。有许多研究已经证实中药外治在治疗膝骨关节炎中有明确的疗效，且其安全可靠、见效快，可有效改善关节疼痛、肿胀等症状，对于关节疼痛、不稳定、肿胀、跛行、交锁等症状的改善更为显著。

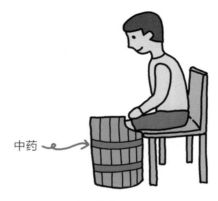

中药

膝骨关节炎中药外治法

6.膝关节痛需要做哪些检查，对诊断各有什么作用?

答：首先会进行相对应的体格检查，初步判断所患疾病，然后再通过影像学检查和实验室检查明确诊断。常见的影像学检查包括X线片检查、计算机断层扫描（CT）、磁共振成像（MRI）、骨密度检查；X线平片能够检查患处是否有骨折、骨质增生、关节间隙狭窄、关节面破坏。CT则是X线断层扫描，一些平片难以诊断的骨折、关节面破坏等，可以通过CT来明确。MRI则侧重于明确诊断有无关节软骨、韧带、半月板、滑膜的损伤、病变；骨密度检查可明确诊断有无骨质疏松。实验室检查项目常见血尿酸、类风湿因子、血沉、C-反应蛋白、关节穿刺等。血尿酸是诊断痛风的重要依据；类风湿因子是诊断类风湿关节炎的重要依据；血沉、C-反应蛋白检查体内是否有感染；关节穿刺可以诊断关节内是否有感染，明确感染的是细菌还是真菌。

7.X线片显示关节间隙狭窄，这是什么意思？需要怎么治疗？

答：膝关节间隙狭窄是退行性骨关节炎的一个表现，说明患者的膝关节出现退变、老化。随着关节软骨的逐渐磨损，半月板逐渐磨掉，导致膝关节股骨与胫骨之间的间隙变窄。对于关节间隙变窄，如果只是轻微的，可以选择保护关节软骨的药物进行治疗，如氨基葡萄糖，关节腔也可以注射玻璃酸钠润滑关节。对于中度的关节间隙变窄，可以选择保膝手术，而对于严重的关节间隙变窄，必要时需要考虑关节置换手术。

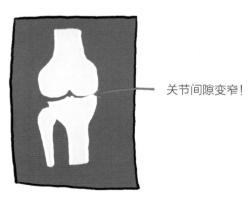

关节间隙变窄！

X线片示：关节间隙变窄

8.CT报告单上写的"退行性改变"是什么意思？严重吗？

答：CT报告单上的"退行性改变"，就是一种随着年龄的增长，人体的细胞、组织、器官所发生的异常改变，通俗来说就是"老化"，常见于人体关节部位以及脊柱部位。关节发生了退行性改变，可以表现为关节的骨质增生、关节间隙的变窄、关节骨赘的形成以及关节的畸形，在脊柱可以表现为椎体骨刺的形成，以及关节间隙的变窄等。退行性改变是正常的生理变化，但是如果退行性改变出现了病理性的因素，可以导致临床疾病，如膝关节退变严重，可以出现退行性骨性关节炎，严重者可能还需要进行手术。如果脊柱退变之后出现了腰椎间盘突出或者骨刺，压迫了神经和血管会导致肢体麻木无力和头晕、头痛等脑部缺血的症状，严重者可能还需要进行手术治疗。退行性改变虽然是生理性变化，但是严重的退行性改变可导致严重的疾病。

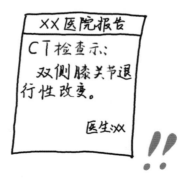

CT示：双侧膝关节退行性改变

9.拍片总是先拍X线片再拍MRI，为什么不直接进行MRI检查？

答：X线片检查十分便捷。数字化X线摄影（DR）平片是X线片的一种，可从骨头的外观轮廓上检查是否有骨折等，帮助医生有一个大局观。由于DR平片的影像是重叠的，某些细微的骨折难以发现，这时候计算机断层扫描（CT）就有独特的优势。CT就是将检查部位分割成一层一层的，每一层都形成一个影像，可以更加明确地诊断细微骨折、骨肿瘤等疾病。磁共振成像（MRI）不同于DR平片和CT，是没有辐射的检查手段，它的优势在于诊断韧带、半月板、滑膜等软组织病变、损伤，而对骨头的成像则没有那么清晰。常见的三种检查各有其诊断优势，但CT、MRI一般价格昂贵，CT辐射剂量较DR平片大，DR平片也可以作为一个初步的诊断手段，排除或者确定一些因素，因此一般先拍摄DR平片。

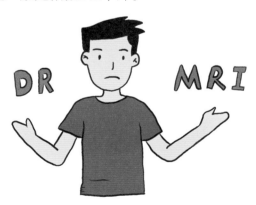

DR平片与磁共振成像

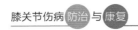

10.磁共振成像报告单上提示"半月板变性"是不是就很严重?

答：不一定。半月板变性，一般是在磁共振成像检查中发现的，是指半月板内部发现高信号影，而高信号影还没有累及半月板边缘，也可以认为是半月板退变，半月板弹性减弱，组织发生退变产生变性现象。半月板变性是随着年龄增长发生的一种退行性病变，也就是半月板的老化。半月板变性可发生在任何年龄段，是人体正常的老化现象，只不过有人发生的早、有人发生的晚而已。半月板变性在青少年时期多由外伤导致，而中老年则多由骨关节退行性变导致。半月板分红区、红白区和白区，如果压力不当，会造成局部血液循环障碍，此时半月板软骨营养会受到一定程度的影响，部分通过关节液获得营养而不受影响。如果长期压力不当可造成半月板变性。MRI诊断示半月板变性，其实是半月板最轻微的病变，只要合理运动，注意保护膝关节，一般不会有太大影响。

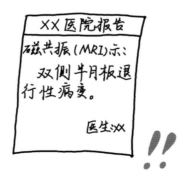

磁共振成像报告单上示：双侧半月板退行性病变

11. 磁共振成像报告单上提示"膝关节积液"是不是就很严重?

答：不一定。膝关节积液是指关节内或周围的液体异常积聚，常见的病因是各类关节损伤、关节炎和感染。关节积液的症状除肿胀外，还有疼痛和关节僵硬、活动受限。关节积液常见于慢性关节炎、关节炎急性发作时。各类关节炎和损伤都会有免疫系统介导的炎症反应参与，炎症表现为水肿和血管扩张，使得关节内渗出的液体超过关节本身的吸收能力，就会产生关节积液。因此，积液不应与水肿混淆，有一种关节肿胀并非关节积液引起，而是关节周围软组织水肿造成。水肿是指由外伤、炎症、过敏、心力衰竭和其他情况引起的关节外组织肿胀，而关节积液特指发生在关节腔内的液体积聚。在正常的膝关节中本身就存在少量的液体，所以并不是说只要看到膝关节有液体就是存在疾患。

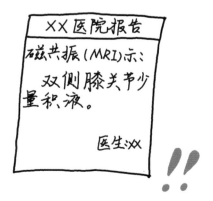

磁共振成像报告单上示：双侧膝关节少量积液

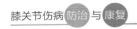

12.医生为什么建议膝关节痛的患者加强肌肉锻炼?

答:"用则进,不用则退"是生物进化的重要法则。用进废退是指生物体的器官经常使用就会变得发达,而不经常使用就会逐渐退化。就比如经常动脑的人会越来越聪明,经常练膝盖的人,膝盖功能自然会越来越好。

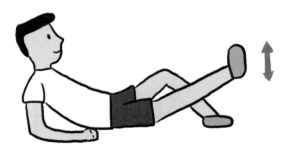

大腿肌肉锻炼

如果日常生活中缺乏活动,那你的身体会逐渐适应这种久坐不动的情况。从本质上讲,如果你本身热爱运动,当你开始静养之后,便不再使用到下肢肌肉、韧带和关节,那么这些肌肉、韧带和关节就会觉得自己的存在没有什么意义,不约而同地开始退化。没有适当的运动刺激膝盖变强,膝盖就会逐渐变弱,股四头肌明显萎缩,萎缩的肌肉改变了髌骨活动的轨迹,增加了膝关节磨损,诱发关节内及髌腱的炎症,引起膝部疼痛症状。同时,如果缺少运动,身体代谢水平降低,每天消耗的热量下降,消耗不掉的热量则转变成脂肪,长在身上,引起体重的增加。随着体重的增加,膝盖上的压力也会增加,进一步加重膝关节所承受的负荷。所以,长期静养不进行适当的锻炼会引起大腿肌肉萎缩，髌骨轨迹改变，髌腱发炎，脂肪垫也会肿胀，加重膝盖疼痛。因此，膝关节痛患者反而应加强肌肉锻炼。

13.如果关节腔注射治疗了一个疗程，膝关节还是痛，怎么办？

答：膝骨关节炎治疗是按照阶梯原则来进行的。在玻璃酸钠治疗无效的情况下，还有很多的选择，可以采用干细胞、富集血小板血浆等保守治疗，也可以进行软骨移植、微骨折技术、关节镜清理术、膝关节周围截骨术等。最后，还可以采用人工关节置换手术、膝关节融合术等。

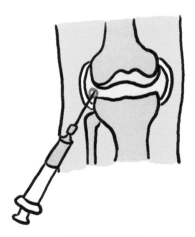

膝关节关节腔注射

14.半月板磨损了还能恢复吗？

答：半月板分为红区（半月板外 1/3）、红白区（半月板中央 1/3）及白区（半月板内 1/3）。红区血供丰富，修复能力较强，发生在红区的半月板损伤具有自行修复的可能。白区没有血液循环供应，营养主要由关节液供应，发生损伤后很难修复。红白区的修复能力介于红区和白区之间。如果半月板损伤范围比较广，深度甚至贯穿半月板的全层，那么无论是在红区还是白区修复起来都是很困难的。

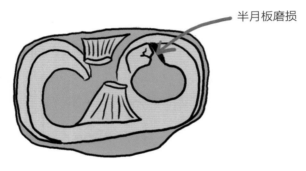

半月板磨损

半月板磨损

15. 什么是膝关节盘状半月板？

答：半月板是介于股骨跟和胫骨平台之间的半月状纤维软骨，内外侧各一个。其外侧缘较厚，内侧缘较薄；上面微凹，与股骨内外踝相适应；下面平坦，与胫骨平台关节面相接。内侧半月板呈"C"形，外侧半月板近似呈"O"形。

盘状半月板又称"盘状软骨"，是膝关节半月板的一种异常（畸形）表现，一般认为是先天性疾病，因半月板的宽度和高度异常增大呈盘状而得名。盘状半月板，绝大多数发生在外侧，极少发生在内侧。绝大部分为双侧膝关节发病。由于过于肥厚的盘状半月板不利于膝关节的负荷传导，压力集中于盘状半月板的中央，所以盘状半月板经常没有任何外伤也容易发生退变、损伤、撕裂及囊变。盘状半月板患者发生撕裂以前，多与常人无异，没有任何不适，少数患者可在屈膝等活动时发现膝关节有弹响，多数患者是在膝关节受伤进行磁共振成像（MRI）检查时发现的。盘状半月板患者发生撕裂以后，会出现膝关节外侧关节间隙压痛、弹响以及因滑膜受到刺激、渗出导致膝关节积水，部分患者会出现交锁。

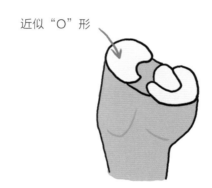

膝关节盘状半月板

16. 盘状半月板为什么容易撕裂？

答：半月板，其实就是膝关节之间的一块纤维软骨。盘状半月板是指半月板的形态异常，较正常的半月板大而厚。由于盘状半月板非正常的解剖结构，不能吻合股骨髁几何外形，难以达到良好的嵌合度和顺应性，因此在膝关节活动过程中，尤其是负重屈伸活动，盘状半月板不能很好地完成前后位移和旋转，出现非生理性反向运动，极易受伤，发生磨损、变性或撕裂，造成盘状半月板损伤。

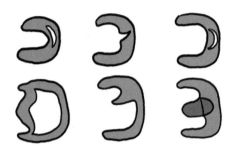

盘状半月板的撕裂

17. 盘状半月板撕裂应如何治疗？

答：盘状半月板未撕裂前，一般没有明显症状，不主张手术切除。撕裂以后，通常选择手术治疗，但是常规的切开手术不但切口长、损伤大、并发症多、恢复慢，而且只能将整个半月板全部切除，目前临床上有更好的方案，即行关节镜下手术治疗。在关节镜下可以非常清晰地显示整个盘状半月板的形态、撕裂的部位及程度，关节镜手术医生能够在关节镜下精准切除损伤的盘状半月板中央区，尽可能地保留一个外观相对正常的半月板（半月板成形手术），以解除症状，恢复膝关节功能，避免膝关节上下软骨的直接接触，过早地引起膝关节退变。

18. 膝关节内有积液怎么办？

答：膝关节内有积液病因复杂，若出现膝关节积液、肿胀，且疼痛长时间未缓解，应及时前往运动医学科或关节外科以明确病因，进行下一步治疗。如出现膝关节交锁症状、发热、患侧不能负重、膝关节远端血管搏动消失、膝关节远端出现神经损伤症状（如麻木、烧灼感、感觉减退等），请立即就医。针对导致膝关节积液的不同病因，采取相应的治疗措施；针对存在大量积液的患者，可采取膝关节穿刺术抽吸积液后加压包扎，再口服非甾体抗炎药治疗。

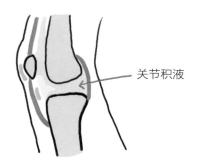

关节积液

膝关节积液

19. 为什么我上周已经把膝关节积液抽干净了，这周又能抽出很多？

答：膝关节积液是由于关节周围的滑膜组织受到机械、生物、化学等因素刺激后，滑膜充血或水肿，出现炎症反应，滑膜分泌增加、吸收减少。单纯抽取关节积液治标不治本，炎症反应仍然存在，会导致关节积液反复。必须找到产生关节积液的原因，从根源上处理关节积液，同时在治疗期间，应减少活动，避免刺激。在对因治疗后，关节积液的症状会逐渐减轻。

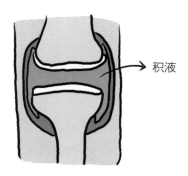

膝关节积液反复生成

20.膝关节积液是不是"抽也白抽"？

答：很多膝骨关节炎患者会出现关节肿胀、积液。在关节大量积液的时候，医生会选择进行关节穿刺，抽出积液。会有不少患者认为关节积液是不能抽的，会越抽越多，抽也白抽。其实这种想法是错误的，可以负责任地说，抽液治疗不会导致积液增加！

第一，关节积液只跟炎症有关，炎症发作了，关节就有可能积液，跟穿刺抽液无关。

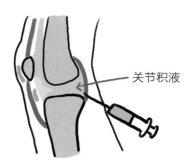

关节腔穿刺抽取积液

第二，关节穿刺将含有大量炎性介质的关节积液抽出来后，炎症的控制会变得容易得多，对患者的症状有很大缓解。

第三，有的患者需要经过数次穿刺抽液才能逐渐控制炎症。

21.膝骨关节炎就是滑膜炎吗?

答：膝关节是全身关节中滑膜最多的关节，因此滑膜炎以膝处多见，但膝骨关节炎不等于滑膜炎。滑膜炎为滑膜受到创伤、炎症感染等刺激，产生大量含有血细胞、纤维蛋白的渗出液，使关节肿胀、积液、活动受限，它也是造成膝骨关节炎的重要病理因素之一。膝骨关节炎是一种以退行性病理改变为基础的疾患，以软骨的慢性磨损为特点，常在中老年发病，在疾病的初期没有明显的症状，或症状轻微。早期常表现为关节的僵硬不适感，活动后好转。遇剧烈活动可出现急性炎症反应，休息及对症治疗后缓解。

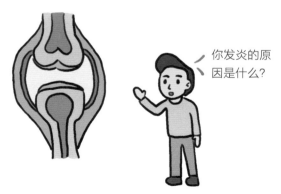

膝骨关节炎与滑膜炎

22.就医时，为什么医生要让你站起来走两步？

答：患有膝关节骨质增生的人在做膝关节屈伸活动时可听见关节发出响声，正常关节可有生理性响声，无症状，若关节内和邻近组织产生不正常响声并伴有膝关节疼痛等相应的临床症状，为异常响声。一般来讲，半月板盘状软骨破裂时，会发出清脆的响声，多见于年轻人，有外伤史或剧烈运动史，关节出现疼痛、无力等；髌骨软化症会发出碾米样响声，多见于中老年人，症状时轻时重，各种治疗效果不明显；而膝关节慢性滑膜炎会发出捻发样响声。所以，起来走两步是有目的的。

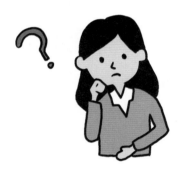

就医时为何要走两步

23.检查报告单上说膝关节的地方长了骨肿瘤，这该怎么办啊？

答：膝关节骨肿瘤要及时诊断，及时处理。如果是骨瘤或者是骨软骨瘤，一般可以先进行保守治疗，定期复查X线片、CT，观察肿瘤是否增长。同时检查患者的关节是否出现活动受限，如果出现增长或者对关节活动出现受限，一般要及时进行治疗，如手术治疗。

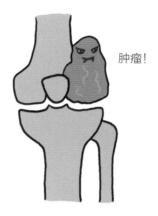

肿瘤！

膝关节骨肿瘤

如果是恶性肿瘤，一般要及时进行化疗、手术治疗，之后再进行化疗，这样才能避免出现肿瘤转移的情况，提高治愈率，同时保存患者的膝关节。

24.骨质增生是缺钙引起的吗？

答：骨质增生不是由缺钙引起的。缺钙容易导致的疾病是骨质疏松而非骨质增生。骨质增生即平时所说的"骨刺"，而骨刺的形成，可以说是人体的一种自我保护机制的结果。人到了一定年龄后，随着关节的老化，维持关节稳定的结构如肌肉、韧带等变得松弛，关节的稳定性下降，关节力学发生变化，为维持关节的稳定性，人体对此产生防御反应，即形成骨刺。

25.膝关节内为什么会出现积液?

答：正常人的膝关节内部也有少量的关节滑液，起到润滑关节，防止关节粘连，营养关节内软组织、半月板，保护关节软骨的作用。当各种原因引起滑膜、软骨、韧带结构出现炎症反应，如外伤、劳累、受凉、类风湿关节炎等，会刺激滑膜分泌过多滑液，且无法及时吸收代谢，就会导致滑液聚集在关节腔内，引起一系列症状。

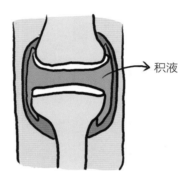

积液

膝关节内为什么会有积液

26.膝关节后面（腘窝）有个小疙瘩，最近变大了，这是为什么?

答：腘窝有小疙瘩可能是腘窝囊肿或者皮疹。腘窝囊肿是腘窝深部滑囊肿大或膝关节滑膜囊向后膨出的统称，多发生于儿童及老年人。如无明显不适，无须特殊治疗，若较大并影响生活，可考虑进行切除。

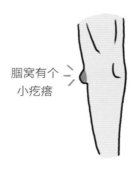

腘窝有个
小疙瘩

腘窝囊肿

27.我都骨质疏松了，为什么膝关节还会骨质增生呢？

答：骨质疏松和骨质增生是会同时存在的，两者有密切联系。当身体缺钙时，就会调动储存的骨钙，从而引起骨钙流失，造成骨质疏松。而当骨质流失过多时，肾脏便会代偿，肾小管增加对钙离子的重吸收，减少钙流失。而重吸收的钙则补充至受力最多的关节部位，造成骨质增生，所以究其根本，还是缺钙的原因。

骨质疏松 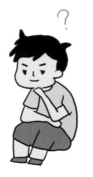 骨质增生

骨质疏松与骨质增生的相关性

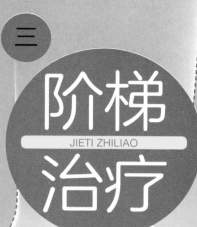

三

阶梯
JIETI ZHILIAO
治疗

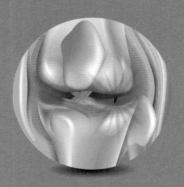

1.膝骨关节炎要采用阶梯治疗吗?

答: 大多数慢性疾病的发展是一个由轻到重、由缓到急的过程, 应根据疾病的不同阶段给予最为恰当的诊治。同样, 膝骨关节炎的治疗也存在着随着疾病的发展进程而呈现阶梯性特点。非手术治疗主要用于早期的膝骨关节炎患者, 包括减轻体重、口服药物、佩戴膝关节支具、合理运动及中医药治疗等。手术治疗也呈现阶梯性, 包括保膝手术及全膝关节表面置换术。保膝手术主要用于早期膝骨关节炎, 大多为单纯的内侧间室病变, 采用关节镜、胫骨高位截骨术、单髁置换术改善症状, 延缓膝骨关节炎的发展进程。当膝骨关节炎累及多间室病变, 严重影响日常生活时, 则需考虑采用全膝关节表面置换术来改善关节功能, 提高生活质量。

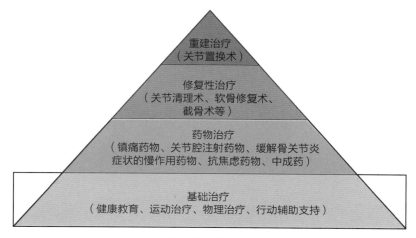

膝关节阶梯治疗

2.膝关节痛可以贴膏药吗?

答:膝关节痛能不能贴膏药,要根据引起膝关节痛的原因而定。

(1)劳损或者退行性变引起的膝关节痛,比如膝关节扭伤、膝关节骨性关节炎、膝关节滑膜炎、类风湿关节炎、半月板损伤、髌骨软化症等疾病,可以通过外用贴敷膏药来改善血液循环,促进无菌性炎症的吸收和消散。当然,也要注意不要长时间贴膏药,以免出现局部皮肤过敏的情况,否则也会对身体恢复不利。

(2)其他疾病:如果是由于细菌感染引起的化脓性关节炎、骨肿瘤、关节结核等疾病,需要进行针对性治疗,单纯贴敷膏药无明显疗效,甚至存在加重病情的可能。

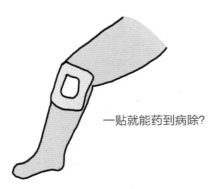

一贴就能药到病除?

膝关节痛能否贴膏药

当然,不是所有的膝关节疼痛贴贴膏药就行了。任何时候都不能怕麻烦,规范诊断和治疗才是对自己负责。

3.膝关节痛可以一直吃止痛药吗？

答：任何止痛药都不可以长期吃。长期服用止痛药可能会带来严重危害。

（1）胃肠道受损：部分患者可出现腹部不适、隐痛、恶心、呕吐、饱胀、嗳气、食欲减退等消化不良症状。部分长期服药患者可能会出现严重的并发症，如出血或穿孔等。

（2）肝肾功能受损：因为药物主要通过肝和肾代谢，如果长期口服药物会对肝产生影响，出现血细胞生成异常，甚至导致白细胞持续降低，长期口服药物可能导致肾功能出现异常。

（3）产生耐药性：长期口服消炎药会导致人体对消炎药产生耐药性，当患者疾病复发时，需要升级消炎药，否则将不再起作用，对人体造成的伤害比较大。

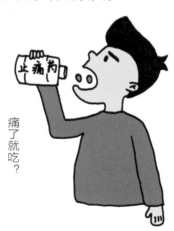

膝关节痛能一直吃止痛药吗

消炎止痛药是一把双刃剑，在缓解疼痛的同时，也有很多副作用，疼痛急性发作时服用是可以的，但是过度依赖止痛药不仅会给身体造成很大的损伤，还会悄无声息地加重膝关节痛的病情。①止痛药治标不治本，延误治疗时机。膝骨关节炎是以软骨退变为核心的慢性进展性骨病，只有修复软骨，干预膝关节退变进程，才能从根本上阻断病情的发展。止痛药犹如饮鸩止渴，虽能缓解急性疼痛，却不能修复已经退变的关节软骨，无法阻断关节退变进程，故其常常近期效果尚可，长期效果不理想且易复发，治标不治本。②长期服用止痛药会掩盖病情，加速病情发展，并不是膝关节不痛了就是病好了，切不可"掩耳盗铃"。通过服用止痛药让炎症达到一个暂时的平衡，缓解疼痛，很可能会给患者造成一种"病好了"的假象，掩盖了疾病发展的事实，从而忽略日常对患肢的保护，进而盲目加大患肢的活动，加速关节的磨损和退变，将膝关节疾病推向一个更坏的结局。盲目服药的背后是软骨的持续退变而延误治疗时机。

非甾体类消炎止痛药对于祛炎止痛有着一定的效果，但"是药三分毒"，口服止痛药在暂时缓解疼痛的情况下，也会带来一定的副作用，所以临床上不建议膝骨关节炎患者长期服用止痛药。

4.膝骨关节炎是"炎症"吗？要用抗生素吗？

答：骨性关节炎的炎症，其实和我们平时说的"发炎"是不同的。我们平时所说的肺炎、伤口发炎等的本质都是感染，因此可以使用抗生素来治疗。但骨性关节炎的炎症是无菌性的，是机体的炎症反应，这种炎症不需要使用抗生素，主要靠非甾体类消炎止痛药来控制即可。

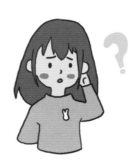

得了膝骨关节炎要用抗生素吗

5.膝关节酸痛是肾虚吗？如何用中医药治疗？

答：肾虚会有腰膝酸软的症状，但不是膝关节酸痛就是肾

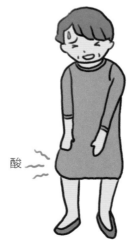

难道是肾虚了？

酸

膝关节酸痛与肾虚

虚，患者应该前往医院进行相关检查以明确诊断有无膝关节相关病变。如果诊断明确是肾虚引起的腰膝酸软，根据辨证可分为肾阴虚与肾阳虚，肾阴虚可选用六味地黄丸，肾阳虚可选用金匮肾气丸。结合临床与每个人体质不同，酌情加减药物。

6. 膝骨关节炎的中医治疗方法有哪些？

答：首先，可选用中药内服。治疗膝关节骨性关节炎要注意辨证用药。如果患上了风寒痹阻，可以选择祛风散寒的药物，比如独活寄生汤。如果是瘀血痹阻证型，可以选择活血化瘀的方剂，或者是桃红四物汤。

其次，可选择外用中药。骨科外用中药可以达到很好的疗效，以膝关节骨性关节炎为例，根据膝关节症状进行热敷，能起到很好的缓解作用。个别外用药，也应根据症状遵医嘱服用。

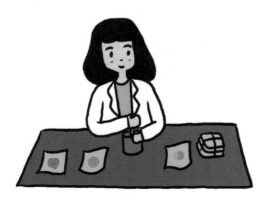

膝骨关节炎中医治疗

最后，还可以选择其他的中医治疗方法，如针灸、艾灸、拔火罐、刮痧等物理疗法都有显著疗效。通过这些治疗方法可以促进关节各部位的血液循环，促进关节内部炎症水肿的吸收与消退，对膝关节部分组织的退行性变有一定的修复作用，对减轻炎症症状，尤其对膝关节骨性关节炎早期效果较好。如果是膝关节骨性关节炎，也可以尝试做理疗，理疗方法主要有中药定向导入、红外线照射等。

7.骨性关节炎的康复治疗方法有哪些?

答：骨性关节炎的康复治疗方法包括以下几方面：

（1）合理的生活方式：减重，使用护具（如护膝），使用辅助工具（如拐杖、助步器）。

（2）适当的运动：在非负重状态下进行适当的锻炼，如平躺时屈伸膝关节，进行游泳、平地散步或骑自行车等运动，以增强关节周围的力量，保持和增加关节活动范围，有利于病情

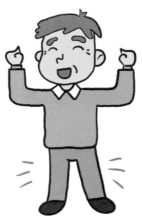

骨性关节炎康复治疗

恢复和疾病控制。

（3）药物治疗：主要有非甾体类消炎止痛药、中医药以及骨关节营养药等。

（4）物理疗法：通过物理方法，扩张局部血管，改善血液供应，缓解疼痛、肿胀。可以根据不同部位、不同程度的炎症选择不同的方法，如红外线疗法、热敷、按摩、温热疗法等。

8.膝骨关节炎发作期间可以采用针灸、按摩、理疗来治疗吗？

答：美国骨科医师学会（AAOS）对于采用针灸、按摩、理疗来治疗膝骨关节炎的态度是既不推荐，也不反对，意思是这种治疗方案的效果并不确定，但你如果执意要去尝试，他们也不反对。我们的临床工作经验是，对于发作期的骨关节炎，我们不提倡针灸或按摩，这是因为针灸破坏了局部皮肤的完整性，有可能会导致关节周围乃至关节腔内的感染，而按摩可能会加重局部毛细血管的扩张，导致肿胀加重。

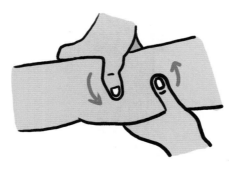

膝骨关节炎与按摩

9.哪些穴位对缓解膝关节疼痛有作用?

答:(1)犊鼻穴,位于膝关节内外膝眼,髌骨与髌韧带外侧凹陷中。针刺犊鼻穴可直接抵达病灶,缓解膝关节内无菌性炎症及韧带肌肉紧张。当膝关节出现疼痛时,直接针刺或艾灸犊鼻穴,可起到缓解作用。

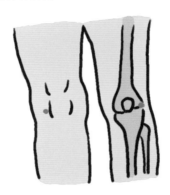

犊鼻穴

(2)血海穴,位于膝关节内侧,髌底内侧端向上两寸,股四头肌内侧头隆起处。针刺血海穴可以缓解内侧副韧带的紧张和疼痛。

如果是风湿痹寒的关节疼痛,可以选取健脾祛湿的穴位,如丰隆、三阴交等穴位。如果患者因寒冷而导致膝关节疼痛明显,可以在犊鼻或者阳陵泉、梁丘、血海穴基础上做艾灸治疗。总之,膝关节痛的治疗还是以局部取穴为主,再进行辨证分型。

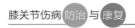

10.红外线理疗灯对膝骨关节炎有疗效吗?

答：红外线理疗对膝骨关节炎有一定的治疗效果。红外线理疗灯有活血作用，还可以散瘀，也能消肿。红外线对局部炎症有消除作用，有利于局部血液循环，缓解膝骨关节炎疼痛，有助于缓解患者关节疼痛肿胀等症状。做了红外线理疗后，还可以配合热敷治疗。

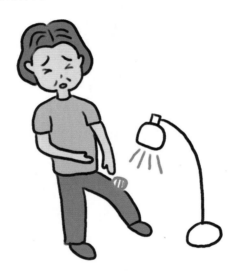

红外线理疗与膝骨关节炎

11.什么是针刀疗法，治疗时痛吗?

答：针刀疗法略微有些疼痛，因此不用太担心。在做治疗的时候，尽量避免精神过度紧张，以免影响治疗效果。小针刀是一种形如针灸针、针头带有直径1毫米刀口的新型医疗器具，巧妙地整合了针灸针和手术刀两种器械的优势，能无痛苦地进入病损组织，进行松解、疏通、剥离及经络调整，因此小针刀针对性强，起效快，解决了过去治疗学上一些无法解决的问题。

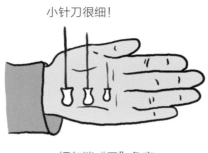

小针刀很细！

切勿谈"刀"色变

针刀疗法

12. 小针刀治疗和针灸一样吗?

答：针灸和小针刀的区别在于定义不同、治疗疾病不同。

（1）定义不同。针灸是中医学里相对较独立的治疗方法，包括针和灸两个方面；小针刀是利用针具对囊肿的皮下以及皮肤组织进行切割，能够松解局部组织，进而治疗疾病。

（2）治疗疾病不同。针灸可以治疗的范围非常广，包括内、外、皮肤、五官科等各种疾病，而小针刀主要用于治疗颈肩腰腿痛。比如，由于腰部和关节的骨质增生导致局部组织受到压迫引起的疼痛症状，可以通过小针刀的治疗来降低局部压力，从而迅速缓解疼痛。小针刀也可以用于治疗慢性软组织损伤，通过对瘢痕、粘连组织的松解来达到降低压力、改善疼痛的目的。

13. 膝骨关节炎患者曾在门诊进行小针刀治疗，后有行手术意愿，为何需要延迟至三个月到半年后？

答：尽管临床进行小针刀治疗均严格执行无菌操作，但也难以保证绝对无菌，并且进行针刀松解操作时会对膝关节内部产生刺激，需一定时间恢复稳定，以确保安全。

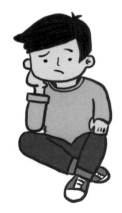

小针刀治疗后能立即手术吗

14. 膝关节腔注射是不是就是打封闭针？

答：关节腔内注射玻璃酸钠并不是封闭治疗。封闭治疗指使用糖皮质激素和长效或者短效局部麻醉药物，对肢体软组织损伤做封闭性治疗。封闭治疗药物主要是糖皮质激素和麻醉药，而其作用是缓解局部疼痛，减轻局部无菌性炎症。玻璃酸钠作用于软骨，使软骨得以营养和保护，起到润滑关节、营养软骨和半月板的作用，所以注射玻璃酸钠并不是封闭治疗。

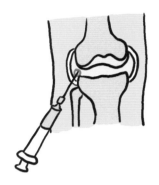

膝关节腔注射与打封闭针

15.膝关节腔注射激素会不会引起骨质疏松?

答：因为激素能促进钙的代谢，所以长期打激素针，会引发骨质疏松。因此，在打激素针的同时，为了预防骨质疏松，需要口服补钙药物。

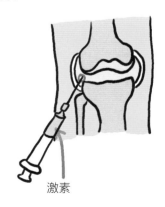

激素

膝关节腔注射激素

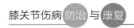

16.膝骨关节炎患者需要佩戴护膝吗，需要长时间戴着吗?

答：膝骨关节炎患者如果需要做剧烈的运动或一些负荷比较重的运动时，就可以临时戴上护膝，对关节炎具有保护作用，能避免运动对关节造成过多的损伤。

建议平时不要戴护膝，因为患者在平时需要经常锻炼腿部的肌肉力量，需要用自身的肌肉力量来保护膝关节，而不是通过护膝等外力进行保护。平时戴上护膝时肌肉是不工作的，这样就容易造成膝关节周围的肌肉进一步萎缩，加重膝骨关节炎。有些患者以为，戴上护膝的好处就是能够对膝盖进行保暖，其实这种说法也是不对的。通过多穿一条秋裤或者厚一点的裤子，或者可以选择比较宽松的护膝，也能起到保暖的作用。一定要明白护膝的作用是什么。科学使用护膝，才能有助于关节的保护，如果使用不当，只会加重病情。总的来说，膝

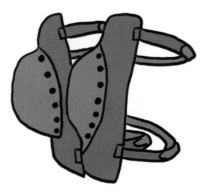

膝骨关节炎患者佩戴护膝

骨关节炎患者在做剧烈运动时，需戴护膝。建议在平时不戴护膝，要多锻炼腿部肌肉，通过肌肉的力量来保护膝关节。

17.常见的保膝手术有哪些？

答：保膝手术主要包括关节镜清理术、截骨矫形术、单髁置换术。其中，截骨矫形术分为胫骨高位截骨术和股骨远端截骨术。关节镜手术主要针对关节退变轻，合并半月板损伤，有关节游离体的患者，起到清理、减轻关节磨损、阻止关节退变过快的作用。而胫骨高位截骨术是针对膝关节胫骨近端存在内翻畸形（俗称O形腿），关节面磨损但软骨大部分完好，主要纠正内翻畸形。通过纠正下肢力线，让下肢力线受力点从膝关节内侧移至膝关节中点或者偏外，即平台外侧62.5%的位置，也就是Fujisawa点。截骨矫形术不受年龄限制，骨骺闭合患者均可接受该手术。

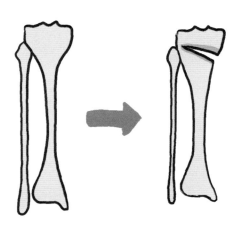

胫骨高位截骨术

✕──18.膝关节镜手术是怎么回事?

答:膝关节镜手术是一种通过直径为 5 毫米的棒状光学内镜对膝关节内的滑膜、软骨、半月板与韧带进行直接观察,从而进行膝关节内疾病的诊断及治疗(如修复、清理)的微创手术。关节镜目前被认为是膝关节相关疾病较好的诊疗手段。膝关节镜手术适用于膝关节损伤、非感染性关节炎等。此外,膝关节镜手术与传统膝关节手术相比较具有创伤小、出血少、痛苦轻、疗效确切、恢复快、并发症少以及手术瘢痕小等优点。

✕──19.行膝关节镜手术后,疗效不佳怎么办?

答:之所以患者做了膝关节镜手术后症状会加重,原因有三。第一,再微创的手术也是有创伤的,会出现肌肉韧带的粘连。患者必须进行康复锻炼,把粘连的肌肉拉开,这个过程很疼痛,需要坚强的毅力。第二,手术后要有必要的康复理疗手段。为什么运动员行关节镜手术后能重新驰骋赛场,而普通人

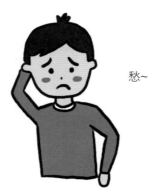

愁~

膝关节镜手术后疗效不佳

却会留下后遗症，就是因为运动员有专业理疗康复师指导，有数月的康复过程，而普通人直接把这个过程省去了。第三，膝关节的退变及损伤已超过膝关节镜的手术适应证，需要进一步手术治疗以缓解症状。

20.哪些患者不建议做关节镜手术治疗？

答：第一，手术的关节表面皮肤软组织有感染的患者在做关节镜手术时，容易出现关节腔内的继发性感染，导致严重的后果。

第二，关节间隙严重狭窄以及关节强直的患者，器械不能够在关节腔内自由活动，妨碍手术的操作，使手术不能顺利进行。

第三，具有出血性疾病的患者，比如凝血功能障碍或者血小板功能障碍的患者，容易有较多的出血。

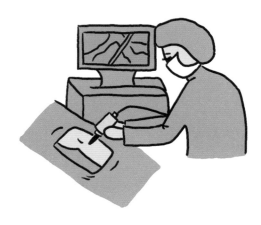

关节镜手术治疗

第四，一些其他脏器疾病患者，比如严重的肺部疾病、心脏疾病或者其他系统的疾病，这些患者在手术之后容易出现继发疾病，而不能够手术。

所以，以上这些患者尽量不要做关节镜手术，否则容易出现一些意外情况。

21. 截骨术能有效缓解膝骨关节炎吗？

答：胫骨高位截骨术可以有效治疗膝骨关节炎病症。通过手术截骨，可以使下肢力线得到恢复，使膝关节在受力后应力平衡，并且减轻应力对关节内滑膜、软骨、组织的刺激与磨损，可以延缓骨质增生，减缓关节老化的速度，减轻膝骨关节炎的临床症状。术后还需要加强膝关节功能锻炼，可以做局部肌肉组织收缩、舒张训练，主动、被动活动膝关节，这样可以预防关节部位肌肉组织粘连、硬化、萎缩，以免影响到关节活动度。

22. 如果药物、锻炼、关节内注射、关节镜手术等办法都没有很好的效果怎么办？

答：如果药物、锻炼、关节内注射、关节镜手术等办法都没有很好的效果，膝关节骨性关节炎进入终末期，关节软骨磨损严重，关节间隙已经非常狭窄，那么我们推荐进行人工膝关节置换术。

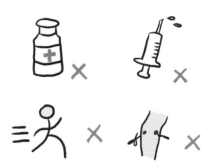

药物、锻炼、关节内注射、关节镜手术等都无效该怎么办

23.做了膝关节置换术后，效果怎么样，能解决什么问题，能正常行走吗？

答：近十几年来，关节置换无论在设计、材质还是技术方面都已日趋完美，效果是非常明显的。

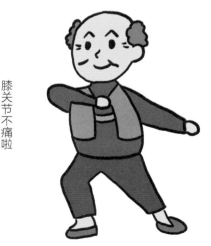

膝关节置换术后效果

一是消除关节的疼痛，因为医生在手术中会把病变的软骨去掉，同时切除掉炎性滑膜组织。

二是最大程度地恢复功能，手术做完之后大多数患者能恢复日常的生活功能，比如上街买个菜啊，逛逛街啊，甚至外出旅游等。

当然，要想做到这一点，患者也要有积极的心态，要有主动锻炼的决心，毕竟是植入的假体，如果想真正成为自己的关节，是需要一定的时间和毅力的。

24.什么是全膝关节置换术？适合怎样的患者？

答：全膝关节置换术，英文简称TKA，就是用人工生物材料来置换膝关节严重病变的软骨和骨，通过切除磨损破坏的关节面，用新的人工材料来替代。全膝关节置换术适用于膝关节疾病晚期膝关节软骨严重退变、药物治疗无效的患者。

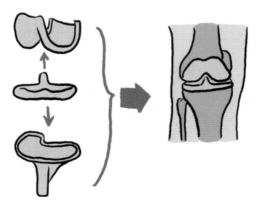

全膝关节置换

25.什么是膝骨关节炎的单髁置换术治疗?

答:膝关节单髁置换术(UKA)是相对于全膝关节置换术而言的一种新型微创手术。膝关节含3个部分——内侧胫股间室、外侧胫股间室和髌股间室。膝关节疾病可引起其中任何一个间室的病变,约1/3的患者早期病变仅局限于一个间室。对于这类患者,只置换病损部位替代膝关节损坏的软骨面,即可达到治疗效果,而不必置换全部关节,最大限度地保留患者的本体感觉和关节功能。

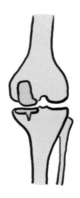

单髁置换

26.全膝关节置换术和单髁置换术的区别有哪些?

答:单髁置换术(UKA)和全膝关节置换术(TKA)都是针对膝关节骨性关节炎而进行的一种手术治疗方法,两者在适应证、手术切口大小等方面有区别。

适应证:单髁置换术适用于单侧膝关节软骨磨损退变较为

严重，另一侧程度相对较轻或正常的患者。

全膝关节置换术适用于膝关节内侧和外侧都存在疼痛、关节软骨磨损严重退变，以及间隙存在狭窄等症状。

手术切口大小：单髁置换术是一种相对微创的手术，手术切口较小，对患者膝关节造成的损伤也较小。

全膝关节置换术涉及范围较大，所以切口比较长，损伤较单髁置换术大。

单髁置换术与全膝关节置换术有各自的优缺点，患者应根据自身病情以及医生的建议来选择合适的手术方式，如交叉韧带断裂或功能不全，还有类风湿关节炎导致膝关节功能障碍时，应选择全膝关节置换术。若是单间室的骨关节炎、创伤性关节炎等，则可选择单髁置换术治疗。

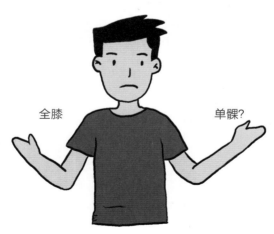

全膝   单髁?

选择全膝关节置换术还是单髁置换术

27. 如果近期有做膝关节手术的意愿，该做好哪些准备？

答：（1）心理准备。患者通过跟医生沟通，了解手术大致过程、手术时间、住院情况等，做好心理预期。

（2）术前基础疾病控制。很多老年患者存在高血压、糖尿病或心脏病等，在进行手术前较好地控制血糖、血脂、血压，以减少手术相关并发症，避免感染。若目前体内有其他感染因素，包括皮肤感染，各种足癣、皮癣、牙龈感染、泌尿道感染等，都是造成手术后感染的高风险因素。

（3）做好适应性锻炼。在术前进行膝关节周围肌肉力量训练，这样术后关节功能能够得到更早期的训练。

（4）抽烟、喝酒患者，建议在手术前戒烟戒酒。

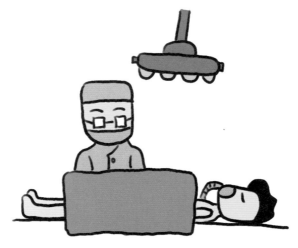

膝关节手术

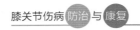

28.膝关节置换术后假体能使用多久，后期还需要继续换吗？

答：通常来说，依照现代的关节置换技术，包括假体的材料和设计，保证关节使用 20 年是没有问题的，当然，作为人工的假体，就好比电器一样，你如果注意保护，同时也能节省着使用，那么就会减少假体的磨损，相应的，假体的寿命也会更长些。对于老年人来说，时间是完全够用的，不必继续更换。

29.膝关节置换术是一劳永逸的吗？

答：膝关节置换术并不是一劳永逸的。能不能解决问题不仅取决于手术，还取决于患者术后康复情况。如果以为做了手术就万事大吉，那就错了。术后如果没有进行功能锻炼，那可能会出现术后关节活动受限。此外，人工关节也具有使用寿命，也会产生磨损，一般使用寿命在 20 年。磨损过度或发生感染也存在二次翻修的可能性。

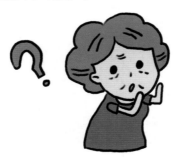

膝关节置换术是一劳永逸的吗

30.换人工关节风险大不大?

答:人工关节置换手术的风险不算太大,不过,任何手术都是有一定风险概率的,具体还是取决于患者本身情况以及手术医院的技术水平。如果患者患有基础疾病,如高血压、糖尿病等,则会增加手术风险。如果关节畸形特别严重,局部条件差,也会增加手术风险。目前,在骨外科人工关节置换术是比较常见的手术,手术操作是比较成熟的。

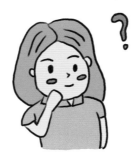

人工关节置换风险如何

31.两个膝关节都不行了,都想换,是两个一起做,还是分开做?如果分开做关节置换,要间隔多久?

答:双侧膝关节置换一般建议两条腿分开做,先对较严重的一侧进行关节置换。如果双侧一起置换,会增加手术时间,麻醉时间延长,切口暴露时间增加,出血量也更大,会增加手术风险,增加发生并发症的可能,也会给患者带来更大的痛苦。分开做可以加强患者第二次手术的信心,同时也给患者一个适应的过程,减少对患者的损伤。分开做膝关节置换,一般建议在第一次手术 3 ~ 6 个月后再行另一侧关节置换。

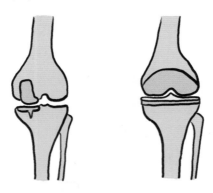

能两个膝关节一起换吗

32. 膝关节置换后需要注意什么?

答：首先要保持伤口的干净，防止感染的发生；还要进行下肢腿部的运动，包括膝盖的屈伸运动，尽快地恢复膝盖的屈伸运动功能。另外，做了人工关节置换的患者，一定要进行下肢功能的锻炼，包括肌肉的收缩锻炼，以防血栓形成。平时需要在饮食上添加一些营养比较丰富的食物，如奶类、蛋类、肉类等，以补充身体所需要的营养物质，对身体的恢复也有比较大的帮助。人工全膝关节表面置换术后患者回到病房后，应用特制下肢垫将患肢抬高，以利于患肢血液回流预防水肿。当患者或家属发现患肢出现疼痛、肿胀、肢端麻木、肢体末端皮肤温度降低、石膏固定后自感固定过紧、皮肤尤其是踝关节、足跟、大腿内侧等处有压痛，应立即与医护人员联系，以便及时处理。

33.做了全膝关节置换后多久能开车?

答: Stephanie等于2020年发表的研究论文显示, 30例右侧全膝关节置换术患者(女性16例, 男性14例, 年龄66±11岁)参加模拟驾驶试验, 结果显示术后6周制动反应时间和制动力基本恢复至术前水平。Evan等于2021年进行了一项调查研究, 1007名全髋关节置换术或全膝关节置换术患者中有99%的患者术后恢复驾驶, 23%的患者在2周内恢复, 88%的患者在6周内恢复, 有10名患者(1%)曾在手术后遭遇车祸。从结果可以看到, 全膝关节置换术患者大多数在6周内恢复驾驶。

34.做完膝关节置换术之后, 饮食上要注意哪些?

答:膝关节置换术是膝关节病变的终末性治疗手段, 膝关节在手术后会有300～400毫升的出血, 所以术后强调高蛋白饮食, 但由于部分患者比较虚弱, 如高龄病人可能卧床, 会建议高膳食纤维饮食, 如蔬菜、水果, 多进食能改善胃肠功能的食物。根据患者患有的内科基础疾病不同, 选择合适饮食方案, 如患者有糖尿病, 要低糖、高蛋白饮食。如患者合并心脑血管疾病、高脂血症, 要选择低盐饮食。因此, 要根据不同的内科疾病, 选择合理的膳食方案。

35.做完膝关节手术, 膝关节支具应该怎么挑?

答:膝关节支具应该选择正规厂家生产的, 并且要根据个人的病情和医生的判断, 进行挑选和使用。在选择方面应该尽量选择可调式（可调节）膝关节固定支具，支具上面装有角度调节卡盘，可以轻松调节固定角度，简单易上手。选择透气面料，尤其是在炎热夏季，透气面料在使用过程中舒适透气不闷热，有助于康复。

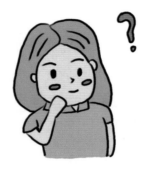

膝关节术后，如何挑选支具

36. 做了膝关节置换术，什么时候能下地走路，膝盖能和正常人一样吗？

答：做了膝关节置换术后，通常2～4周可以正常走路。做了膝关节置换术后1～2周内，患者由于局部肿胀、疼痛，会影响负重行走，此时通常需要助步器帮助行走。在两周之内，逐渐增加膝关节的活动范围和膝关节周围肌肉力量、强度的训练，能够使肌肉力量得到显著改善。

患者在2～4周时可以恢复正常负重行走，此时行走膝关节无明显疼痛，也无明显肿胀，可以恢复正常生活。患者在恢复行走后，仍然需要坚持腿部肌肉力量训练，保持膝关节的稳定性，使人工关节的使用寿命得到延长。

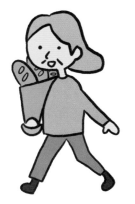

终于能下地走啦!

膝关节置换术后下地走路

由于膝关节置换术存在一定的创伤性,置换的关节使用的是假体,即便是材料比较好的假体,手术比较顺利,也不能够完全与正常人相同,但与原来病变的关节相比功能有明显的改善。

在膝关节置换术以后,一定要避免长时间的剧烈运动,不要进行超负荷劳动,也不要经常登山、爬高。在经过积极的治疗与锻炼后,能最大限度地恢复膝关节功能。

37. 如何进行关节活动度练习?

答:(1)增加膝关节屈曲角度:根据膝关节原有角度,坐位抱膝练习屈曲、跪坐。抱膝至患者疼痛难受处(关节抖动)保持 10 ~ 15 秒,稍稍放松(整个练习过程中不可完全伸直休息)休息 5 ~ 10 秒,再抱膝,反复练习 10 次即可。

(2)增加膝关节伸直角度:根据膝关节原有角度,坐位悬吊（于足跟处垫枕，使患腿完全离开床面，放松肌肉使膝关节自然伸展），或者在大腿处压上轻度的重物，保持 10 ～ 15 秒，稍稍放松，休息 5 ～ 10 秒，再伸膝，反复练习 10 次。

（3）适度牵拉：适度牵拉有助于肌肉等软组织适应性延长，其治疗关节僵硬的原理是"应力松弛＋蠕变效应"和"渐进式用力＋持续式牵伸"，通过逐步增大应力，产生持久延长，从而达到结缔组织塑性变形目的，能够维持治疗后最大终末端角度，减轻角度的反弹。

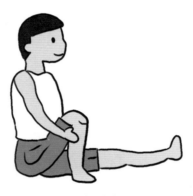

坐位抱膝练习

38. 膝关节手术后，该做哪些康复训练？

答：膝关节手术后康复训练方法，有针对膝关节活动范围的恢复，以及膝关节周围肌肉力量和强度训练。

第一，膝关节活动范围的恢复：膝关节手术后，每日开始屈伸膝关节数次至数十次，逐渐增加次数，可以恢复膝关节的活动范围，并预防关节僵硬。

第二，膝关节周围肌肉力量和强度训练：患者主动收缩股四头肌等大腿和小腿肌肉，不仅能够使肌肉萎缩得到缓解，促进血液循环，加速肿胀症状缓解，还可以使患者的力量得到一定程度的增强，从而稳定膝关节，使患者快速康复，在两周以后疼痛和肿胀会缓解。还可以使用弹力带辅助抗阻力训练，进一步增强膝关节周围肌肉的力量，起到非常好的锻炼效果。